隠れフードアレルギー

JN171230

IDP新書

009

目次／隠れフードアレルギー

目次

まえがき

〝隠れた〟フードアレルギーがあった⁉

本書のテーマである〝隠れた〟フードアレルギーと出合ったのは、今から10年ほど前のことでした。当時、アメリカに滞在して予防医学の研修を受けていた私は、いくつかの学会に顔を出していました。そのうちの一つの「米国抗加齢医学会」に出席したとき、遅延《ちえん》型《がた》フードアレルギーについての講演を聞きました。日本ではまったく知られていなかったアレルギーの種類だったので大変に興味がわきました。

私たちはフードアレルギーといえば、「即時型《そくじがた》」しかないと習ってきました。典型的な症状は蕁麻疹《じんましん》です。ところが、フードアレルギーには「遅延型」もあって、その原因になる食品を食べてから6～12時間後に発症するというのです。

即時型の主な症状である蕁麻疹は食後1時間以内にミミズ腫れのような発疹やかゆみといった皮膚症状が出るのですが、遅延型の症状はアトピー性皮膚炎、過敏性腸炎、頭痛、喘息《ぜんそく》、下痢、吐き気、腹痛、むくみ、さらにうつ病、過敏症、不眠症といった精神症状まで多彩です。しかも食事をして半日ほどたってから出るのですから、フードアレルギーが直接の原因であることに気づかない人が多いのです。

アメリカで「遅延型フードアレルギー」が提唱されたのはさらにその５年ほど前からで、一般の医師も診療に取り入れ始めていた頃でした。

私は医学部を卒業して、総合病院の外科や内科、救命救急センターなどに勤務していました。早期発見・早期治療が医療の鉄則ですが、体調が悪くて病院を訪れた患者さんを診察し、いろいろ検査をしても確たる診断がつかないことがあります。それでも目星をつけて診断を下し、治療を始めるのですが、思うように改善しないことも少なくありません。

そんなときにアメリカで遅延型フードアレルギーに出合い、ひょっとしたら、これで診断がつかなかった症状を治せるかもしれない、このアレルギーについてもっと研究したいと思ったのです。

私はさっそく米国抗加齢医学会のメンバーになって研修を受け、２００６年に筆記試験をパスして「認定医」（ディプロマ）の資格を取得しました。その資格を得て、日本のクリニックで遅延型フードアレルギーの診療を始めました。認定医になって１年間、外来で診療を行った実績があると「専門医」（ボード）の受験資格が受けられます。専門医の試験は教授クラスの3人の前で口頭試問をするというもので、幸いそれにもパスして、専門医の資格を得ました。

クリニックを開設して以来、この8年ほどの間に私が診てきた遅延型フードアレルギーの患者さんは1000人を超えました。この病気の知名度は国内でまだまだ低いのですが、最近はだいぶ高くなってきました。雑誌で取り上げていただく機会が増えたり、患者さんの口コミやSNS（ソーシャル・ネットワーキング・サービス）の書き込みなどをご覧になって徐々に知られるようになったからです。

「何軒もの病院で診てもらってもよくならないので、藁《わら》にもすがる思いで来ました」という、偏頭痛と肌荒れでみえた若い女性もいました。藁にたとえられる私は複雑な心境ですが、それほど患者さんは時間もお金もかけたのにお手上げで、すっかり絶望的な気分だったのでしょう。

患者さんの症状は、アトピー性皮膚炎、喘息、偏頭痛、過敏性腸炎、腹痛、下痢、肌荒れなどさまざまですが、共通しているのは何軒もの診療所や病院で診てもらい、専門医を訪ね、ときには鍼《はり》や漢方を試したのにダメだったことです。そして最後にたどりついた私のところで、遅延型フードアレルギーが原因だったと判明し、食事療法で改善するのです。

それでも国内では、まだまだ遅延型フードアレルギーの認知度が低く、病名さえ知らない医師が多いのが現状です。いまだに医学の教科書に病名が載っていないのですから無理もありません。また、日本での研究は行われていないので否定的な見方をする医師も少なくありません。

しかし、この病気に対する理解が進み、何よりも実際に診療を受けた患者さんの症状が改善していく現実を目《ま》の当たりにして、遅延型フードアレルギーの疑いがある患者さんを私に紹介してくださる医師も増えてきました。

本書は、日本ではまだあまり知られていない、遅延型フードアレルギーについて解説していますが、自分が今抱えている症状が遅延型フードアレルギーかもしれないと思う方にも読んでいただけるように、できるだけわかりやすく、また症例をあげて具体的に記述することに努めました。やむを得ず専門用語を使うときも平易な解説を加えました。

この病気の専門医は国内ではまだ少なく、実際に診療を受ける機会を得られなくても、自分はどんな食品にアレルギーがあるのか、どうすれば食生活を改善して、健康で美しい体を取り戻せるのかという方法も提示しました。ご一読いただければ幸いです。

第1章

フードアレルギーとは何か？

即時型《そくじがた》アレルギーなら誰でも気づく

フードアレルギーというと、乳幼児に多い「食物アレルギー」を思い浮かべる人が多いでしょう。乳幼児の約10％は食物アレルギーを持ち、卵や乳製品、大豆、魚などを食べると1時間以内に次のような症状が現れます。

○蕁麻疹《じんましん》（全身にひろがる湿疹とかゆみ）
○呼吸器症状（せき、鼻水、呼吸困難）
○消化器症状（下痢、腹痛、嘔吐《おうと》など）

このタイプの食物アレルギーはとくに治療しなくても成長するにつれて自然に治ることが多く、小学校に入る頃には全体の1～2％に減ってきます。

しかし、成長をするにつれて食べる食品が増え、さまざまな食品がアレルギーの原因になることがあります。重症な食物アレルギーではアナフィラキシーショック（蕁麻疹や呼吸困難、下痢、嘔吐、低血圧、意識障害などの症状が現れる、急性のアレルギー反応）を起こし、生命の危険さえあるので油断できません。小学生が学校給食で出たチーズや蕎麦《そば》を食べて亡くなった例もあります。

そのため加工食品には、食物アレルギーの原因になり得る食品のうち、とくにアレルギーを起こしやすい食品を「特定原材料（※1）」として表示が義務づけられています。また、消費者庁では過去に一定の頻度で健康被害が見られた20品目を「特定原材料に準ずるもの（※2）」とし、表示を推奨しています。

こうした食物アレルギーは、食後すぐに発症するので、食物アレルギーであることは容易に判断できるし、ふだんは食べない食品が原因だろうと推定することは難しくありません。食事をしてから1時間以内に発症することから、このタイプの食物アレルギーは「即時型フードアレルギー」や「I型アレルギー」と呼ばれています。

即時型フードアレルギーが乳幼児に多く見られるのは、消化管の酵素や免疫が未熟なため、分子量の大きいタンパク質を十分に分解できず、その結果、体内に侵入したタンパク質のかけらが異物（アレルゲン、17ページ参照）と認識され、アレルギー反応を起こすからです。

そのとき体の中で何が起こっているかというと、ＩｇＥ（免疫グロブリンE）という抗体が出てきて、アレルゲンを排除しようとします。そのときにＩｇＥは「肥満細胞」と結合します。肥満細胞といっても、やせた人の体内にもあって、大きな細胞だからそう呼ばれているだけです。IgEと肥満細胞が結合するとヒスタミンを分泌します。このヒスタミンが、湿疹やかゆみ、下痢や腹痛、せきや鼻水、ときには呼吸困難を引き起こすのです。食事をしてから短時間でこうした症状が出るので、食べ物が原因だとわかり、それがどの食品かも見当がつくので、その食品を食べないように気をつけることができます。

ちなみに、このメカニズムは花粉症と同じです。体がスギやヒノキの花粉をアレルゲンと認識すると、IgEが出てきてヒスタミンと結合し、ヒスタミンが血管や神経に作用して、くしゃみ、鼻水、目のかゆみなどの症状を引き起こすのです。花粉を吸い込まなければ花粉症を防ぐことができるのですが、春になればそこかしこに花粉が飛散しているので、呼吸をしている限り完全に防ぐことはできないのです。

※1 症例数が多いもの……エビ、カニ、卵、乳、小麦
症状が重篤であり、生命に関わるためとくに留意が必要なもの……蕎麦、落花生

※2 あわび、いか、いくら、オレンジ、カシューナッツ、キウイフルーツ、牛肉、くるみ、ごま、さけ、さば、大豆、鶏肉、バナナ、豚肉、まつたけ、もも、やまいも、りんご、ゼラチン

食後6～12時間で発症する遅延型《ちえんがた》フードアレルギー

先にもふれましたが、食物アレルギーには食後すぐに症状が現れるものとは別のタイプのものがあることが20年ほど前に明らかになりました。食後６～12時間してから症状があらわれ、その症状も多様です。このタイプは、従来の即時型（Immediate）フードアレルギーに対して、遅延型（Delayed）フードアレルギーと名付けられました。

遅延型フードアレルギーも、即時型フードアレルギーと同じように、特定の食品に含まれるタンパク質が消化管の分解能力を超えるために起こります。食品に含まれるタンパク質は分子量が大きいので、そのままでは小腸で吸収できません。もっと細かくなるまで消化する必要があるのですが、大きく分けて「胃酸」「消化酵素」「腸内細菌」の３つの消化ステップを経て、最終的にアミノ酸レベルの小さな分子に分解され、小腸で吸収されるのです。

ところが、特定の食品を十分に消化できないと、腸壁のフィルターを通ることができず、エアコンのフィルターが目詰まりを起こすように小腸も目詰まりを起こすのです。この特定の食品がアレルゲン（アレルギー反応を起こす体内物質）となり、遅延型フードアレルギーを引き起こし、さまざまな症状をもたらすのです。即時型フードアレルギーをⅠ型と呼ぶのに対し、これは「Ⅲ型」と呼ばれます。

遅延型フードアレルギーが即時型フードアレルギーと違うのは、アレルゲンが体内に入ってくるとIgG（免疫グロブリンG）が出てくることです。この抗体は、即時型のIgEと違って肥満細胞と結びつきません。そのためヒスタミンが分泌されないので湿疹やかゆみといった症状が出ることもありません。

その代わり、アレルゲンと結びついて「免疫複合体」をつくり、小腸の粘膜に炎症を起こします。この炎症は長期におよび、しかも即時型よりも激しいのです。アレルゲンは本来なら栄養素ですから、小腸で吸収されて血液に入り、血流に乗って細胞に運ばれ、細胞の一部やエネルギーに変わらなければなりません。しかし、腸管粘膜で炎症を起こして、さまざまな症状となって現れるのです。

遅延型フードアレルギーの最大の特徴は、食後6～12時間経ってから症状が現れることです。そのため食事が直接の原因であることに気づきません。

たとえば、小麦と乳製品に対して遅延型フードアレルギーを持っている人が、朝食にパンとカフェオレ、目玉焼きとヨーグルトを食べ、その日の夕方頃に頭痛が出てきました。

その人は「きっと、昨夜は寝不足だったから」とか、「最近、仕事が忙しくて疲れているから」としか思わないでしょう。

ところが、頭痛の原因は朝食の献立にあったのです。食後すぐに症状が出ないため、本人も気づかないのが遅延型フードアレルギーの特徴なのです。

本来は免疫を担っているＩｇＧ

遅延型フードアレルギーを引き起こすＩｇＧは、本来は免疫の大きな役割を担っています。免疫グロブリンは血液や組織の中に存在し、「ＩｇＧ」「ＩｇＡ」「ＩｇＭ」「ＩｇＤ」「ＩｇＥ」の５種類あります。

ＩｇＧは血液中に最も多く含まれる免疫グロブリンで、量は免疫グロブリン全体の約80％を占めています。健康な成人には血液１００cc中に１２００ミリグラム含まれ、細菌やウイルス（抗原）に対する抗体となります。

一方、即時型フードアレルギーを引き起こすＩｇＥは免疫グロブリンとしては最も量が少なく、免疫グロブリン全体の０・００１％以下しかありませんが、蕁麻疹や喘息《ぜんそく》、花粉症などのアレルギーを起こす抗体です。

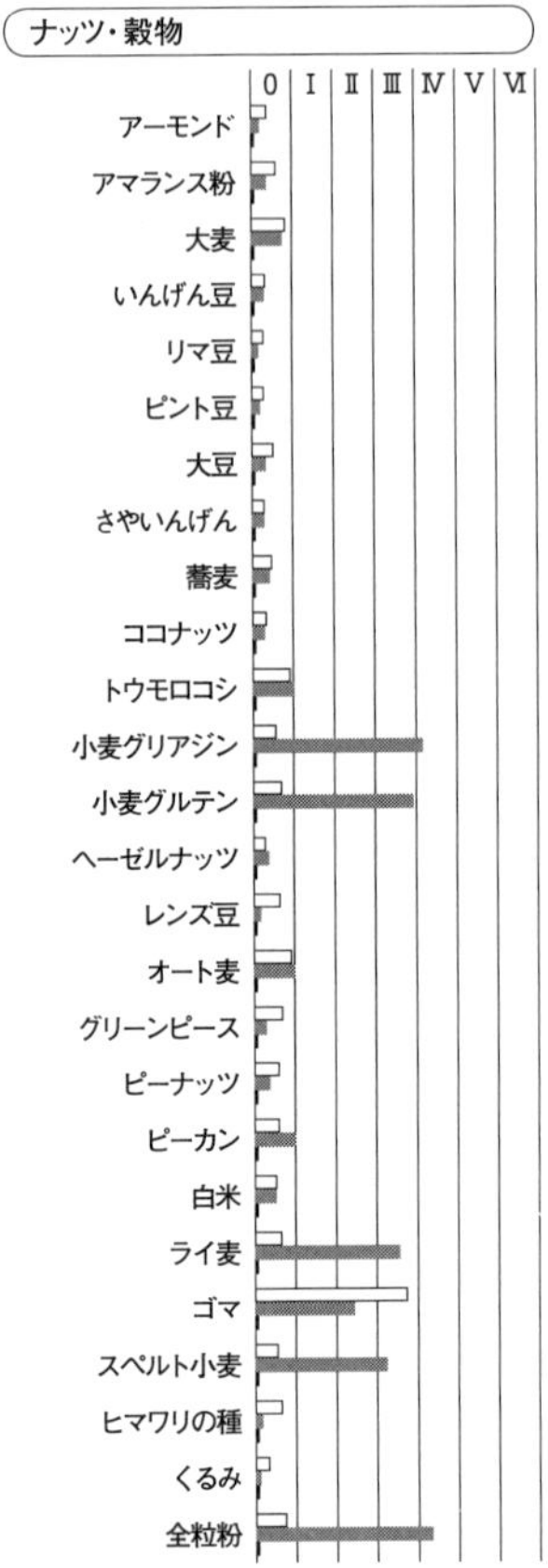

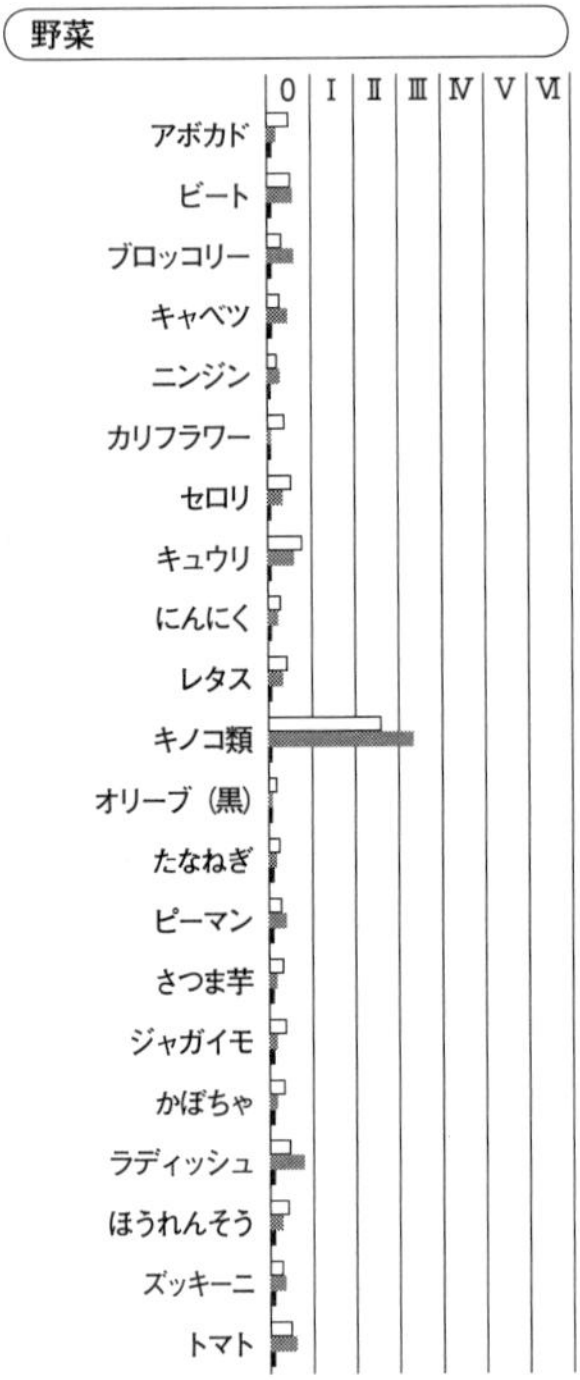

0 無反応	I 非常に低い	II 低い	III 中程度	IV 高い	V 非常に高い	VI 極めて高い

※スタンダードフードパネルを使用

■IgG(遅延型)とIgE(即時型)の検査結果は相関しないことが多い

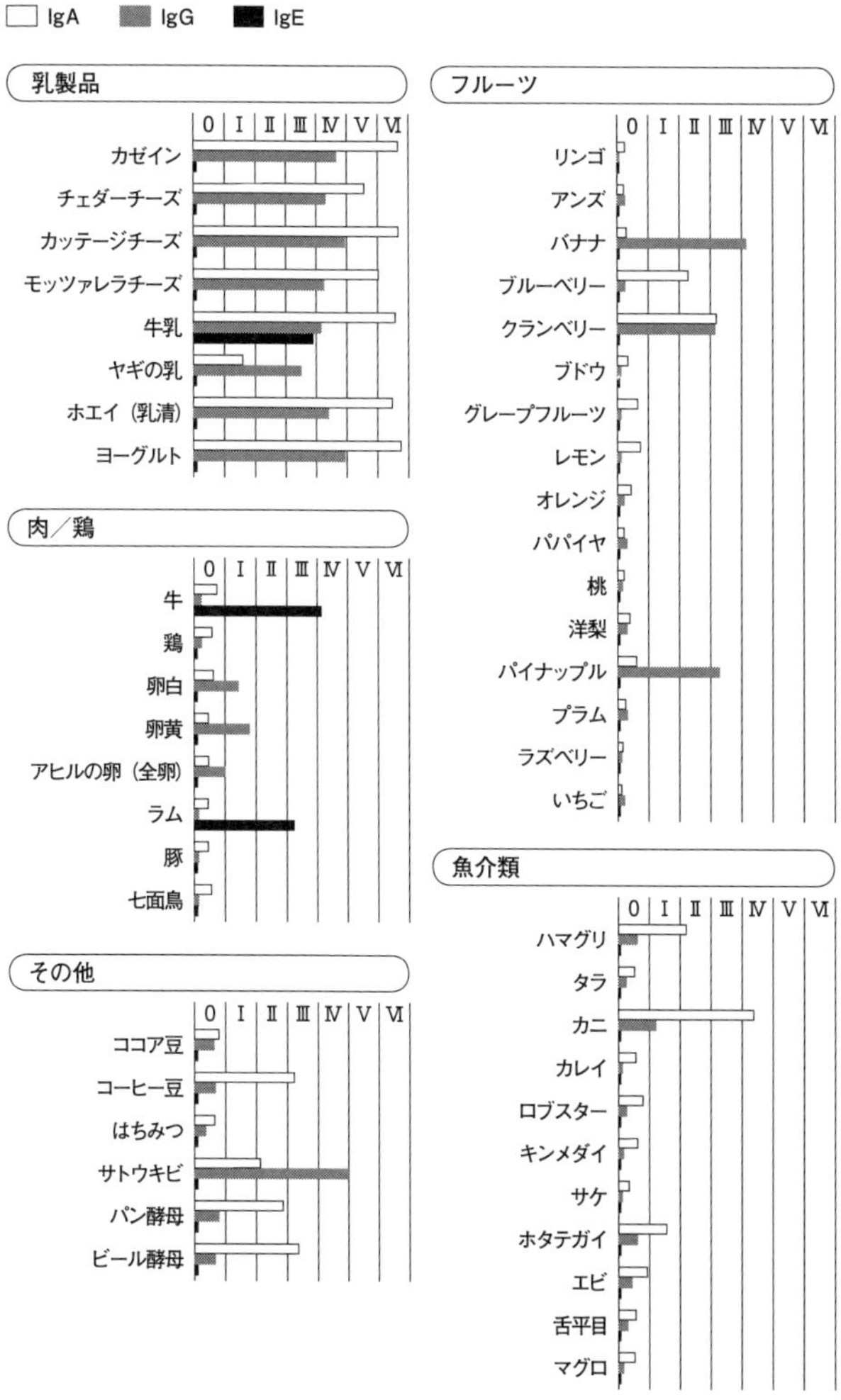

抗体は、細菌やウイルス（抗原）などが体内に侵入すると異物と認識して結合する働きがあります。抗体が結合するだけでは細菌やウイルスは死滅しません。抗体が結合するのは、「ここに敵がいるぞ」と味方に知らせるためです。抗体と抗原が結合したものを免疫複合体と呼びますが、この免疫複合体ができると、白血球やマクロファージ（貪食《どんしょく》細胞という）が集まってきて食べたり、そこにリンパ球などの免疫細胞が結合して免疫反応を引き起こしたりするのです。

つまり、ＩｇＧは本来、細菌やウイルスの侵入から体を守る働きをしているのです。あなたがインフルエンザや風疹などの感染症にかかると、体内でＩｇＧは片っぱしからウイルスに取り付いて居場所を知らせ、白血球やマクロファージが食い殺してくれるのです。ところが、特定の食品のタンパク質に対してもＩｇＧは敵とみなして結合し免疫複合体をつくってしまうことがあるのです。その食品を異物と認識し、その食品に含まれるタンパク質が体にとって害になると認識するのです。

タンパク質を消化しきれないフードアレルギー

食品にはさまざまな栄養素が含まれていますが、アレルギー反応を引き起こすのはタンパク質です。タンパク質の分子は大きく、そのままでは吸収できないため、分解する必要があります。

もう少し具体的にいうと、タンパク質の種類によっても違いますが、分子量は1万~4万前後になります。それを分解して、分子量が100~200前後のアミノ酸にしないと腸から吸収できないのです。ここでいう分子量というのは、その分子を構成している原子の質量(炭素なら12、酸素なら16など)の総和、つまり分子の重さのことです。

分子量が大きいタンパク質を体内で分解する過程が消化です。タンパク質は、最小単位であるアミノ酸の玉がネックレスのようにつながり、それらがラセン形や折り畳まれた形の立体構造をしていますが、まず胃の中で強い酸性の胃酸にさらされるとタンパク質の立体構造が崩れ、ペプシンという消化酵素の作用を受けて分解されます。

次に十二指腸へ送られると、膵臓《すいぞう》から分泌する膵液《すいえき》と混ざり、胃酸で酸性化された食物を中和します。さらに膵液に含まれるトリプシン、キモトリプシン、ペプチダーゼ類などのタンパク質分解酵素は、消化液の中で最も強力といわれ、タンパク質をもっと細かく分解します。

こうして十二指腸から空腸(小腸の前部)に入ると、アミノ酸がいくつかつながったペプチドの状態に分解されます。回腸（小腸の後部）に入る頃にはほとんどがアミノ酸に分解され、小腸の粘膜から吸収され、血液によって肝臓へ送られるというわけです。

ちなみに、肝臓では約2000種の酵素が瞬時に500種の化学反応を起こし、肝細胞1個につき1分間に60~1000万個ものタンパク質をつくりだしています。ここでアミノ酸は新しいタンパク質となり、再び活躍するのです。

以上のようにタンパク質を最終的にアミノ酸まで分解できればなんの問題もないわけですが、消化能力が不十分で、アミノ酸まで分解されない状態で小腸に送り込まれると、小腸の免疫組織はそれを異物と認識してIgG

■食物が分解、吸収されるまでの過程

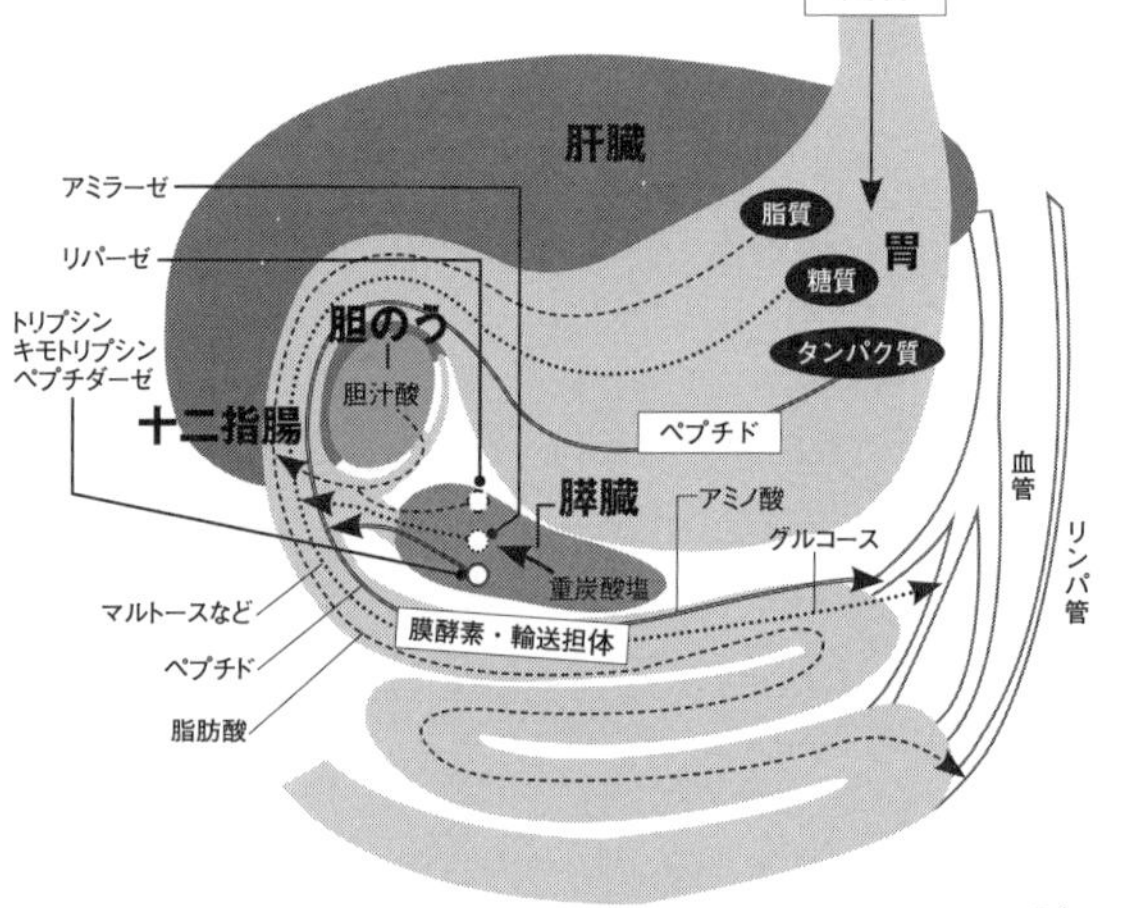

が取り付いて炎症を起こしてしまいます。これが遅延型フードアレルギーの仕組みです。

もう少し詳しくいうと、腸管の内側は絨毛《じゅうもう》と呼ばれる細かいヒダで覆われていますが、ところどころに月のクレーターのような平面があり、そこだけ絨毛がありません。17世紀にそれを発見したスイスの医師の名前をとってパイエル板《ばん》と呼ばれています。長い間、その役割は不明でしたが、免疫学が発達すると、腸管における「リンパ節」のようなもので、免疫機構において重要な役割を担っていることがわかりました。パイエル板にはリンパ球や免疫グロブリンのＩｇＧが集まっていて、腸管を流れてくる細菌やウイルスを取り込んで無害化するのです。

■消化器の役割

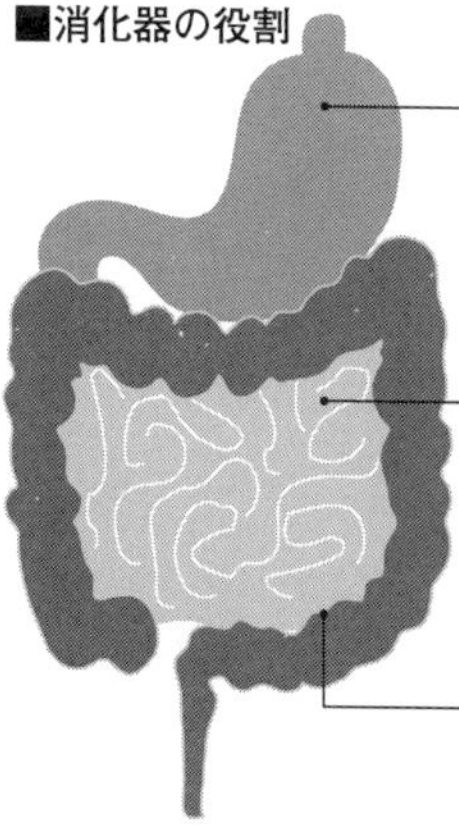

胃	
ピロリ菌	胃酸によりタンパク質が消化される
	病原菌が胃酸により殺菌される

小　腸		
空腸	エンテロコッカス菌	消化酵素の活性が高く、消化・吸収の中心
回腸	ビフィズス菌	パイエル板などの免疫組織が発達している

大　腸	
ビフィズス菌、バクテロイデス、大腸菌	上部：内容物を一時的に保持し、水分とミネラルを吸収
	下部：便をつくり出す

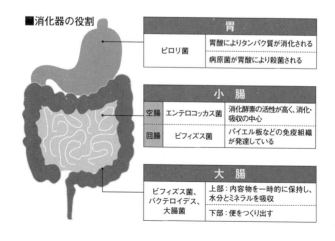

ところが、アミノ酸まで分解しきれないタンパク質に対しても、IgGは細菌やウイルスと同じような異物と認識し、パイエル板に取り込んで無害化しようとします。その際、腸管は炎症反応を起こすのです。

「即時型」検査では陰性でも、「遅延型」検査では陽性に

日本ではまだ遅延型フードアレルギーはほとんど知られていないので、「食物アレルギー＝即時型フードアレルギー」と思っている人が多いでしょう。

即時型フードアレルギーの検査は国内でもできますが、遅延型の検査機関は国内にないので、私のクリニックではアメリカの検査機関に送って調べてもらっています。

遅延型フードアレルギーを知らず、即時型の検査だけをして反応が出なければ、何を食べても問題がないと判断するのは早計です。

【症例】アナフィラキシーショック

会社経営者の清美《きよみ》さん（仮名・女性・33歳）は仕事上の付き合いで連日のようにパーティに出ていました。ある夜、パーティから帰宅すると、急に呼吸困難になり、チアノーゼ状態（血

中の酸素不足により、皮膚・粘膜が青紫色に変色する）におちいりました。これはただごとではないと、自分で救急車を呼んで入院し、一命を取り留めました。

病院ではアナフィラキシーショックという診断で、パーティで食事をした後に発症したので食物アレルギー（即時型フードアレルギー）が疑われました。清美さんにとって初めての症状で、食物アレルギーならどんな食品が原因なのかを知りたがりました。即時型の食物アレルギーの検査は、血液検査で行えます。この検査は、主要食品10項目までなら健康保険が適用されますが、清美さんは検査可能な100を超える項目すべてを自費で検査してもらいました。命に関わることなので、徹底的に調べたいと思ったのでしょう。

ところが、すべての項目で反応が出なかったのです。原因がわからないでいるところに、私のクリニックに通う患者さんから遅延型フードアレルギーの話を聞いて訪ねてきました。さっそく遅延型フードアレルギー検査をしたところ、乳製品とカキ（オイスター）に陽性、卵とアーモンドに強陽性を示しました。連日パーティで食べていたものがトリガーフード（フードアレルギーを起こす原因食品）となり、急性アレルギー症状が出てしまったのです。

遅延型フードアレルギーは、食事をして1～2時間ほどで、しかも急性症状が出ることはまずありません。おそらく、前日あるいは前々日に食べた食品の中に強陽性反応だった

■即時型フードアレルギーと遅延型フードアレルギーの比較

［症例］アナフィラキシーショック　　清美さん（女性・33歳）

IgE／即時型検査結果

食材	IgE数値
チーズ	0.34 以下
モールドチーズ	0.34 以下
ラクトアルブミン	0.34 以下
ラクトグロブリン	0.34 以下
卵白	0.34 以下
卵黄	0.34 以下
カニ	0.34 以下
ロブスター	0.34 以下
エビ	0.34 以下
アーモンド	0.34 以下

IgG／遅延型検査結果

乳製品

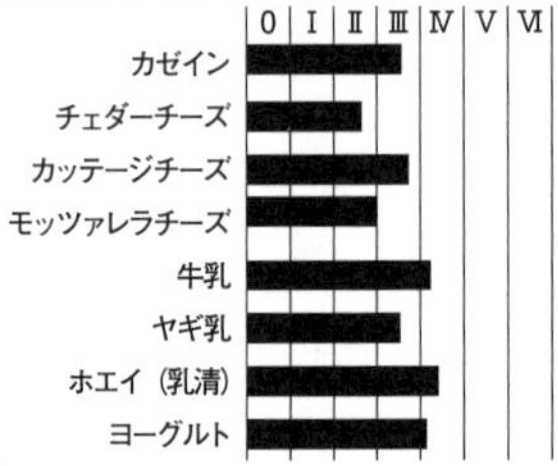

肉／鶏／魚介類

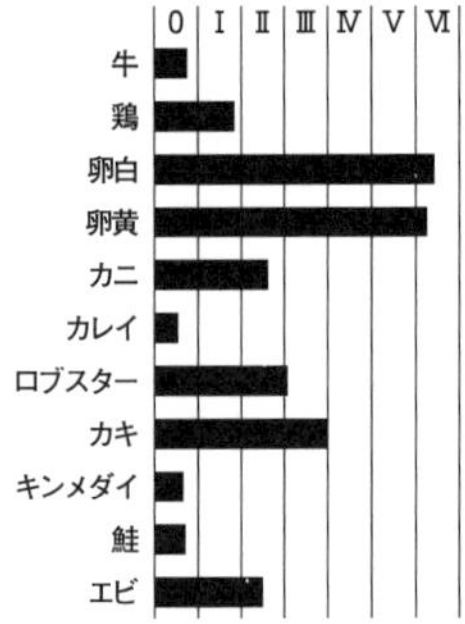

穀物／豆／ナッツ

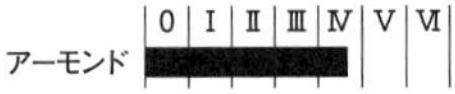

0	Ⅰ	Ⅱ	Ⅲ	Ⅳ	Ⅴ	Ⅵ
無反応	非常に低い	低い	中程度	高い	非常に高い	極めて高い

食べものがあり、それが原因で蕁麻疹を起こしたのでしょう。

清美さんは遅延型フードアレルギー検査で陽性だった食品は3ヵ月間、強陽性だった食品は6ヵ月間、まったく口にしませんでした。もともと腕や胸にアトピー性皮膚炎があったのですが、トリガーフードを除去する食事（除去食）を摂るようになって1ヵ月ほどで軽くなり、半年後にはすっかり消えていました。

即時型フードアレルギーの検査でまったく問題がないとされる食品でも、遅延型フードアレルギーの検査では陽性ないし強陽性を示すことは珍しくありません。というのも、前述したように、即時型は免疫グロブリンのIgEが反応するのに対し、遅延型はIgGが反応するからです。成人の場合はむしろ即時型の検査で特定の食品に反応が出ることのほうがまれなのです。

「体に良い食べ物」がかえって体の害になる!?

あなたは毎日の食事にどのくらい気を遣っていますか？

「なるべくヨーグルトや全粒粉のパンなど体に良いものを摂るようにしています」という

ような〝健康食〟を心がけている人は、ぜひ本書を最後まで読み進めていただきたいのです。その食事が、体の不調を招いている恐れがあるからです。〝健康食〟が体の不調をもたらすというパラドックス（逆説）は本書のテーマの一つでもあります。

世の中には〝健康食〟に関する書籍や雑誌記事、テレビ番組があふれています。

「これを食べれば健康になれる」

「〇〇を食べてやせる」

「美味しく食べて治す」

かくしてヨーグルト、豆乳、ゴマ、納豆、バナナ、玄米、全粒粉のパンやシリアル、ブルーベリー、塩麹《しおこうじ》、ひまわり油、亜麻仁油《あまにゆ》、グリーンスムージー、ココナッツウォーター、アサイーなどの健康食品が次々に登場して注目されています。健康や美肌、ダイエットのために必死になって特定の食品を集中的に摂取し続ける人も多いでしょう。

しかし、私にいわせれば、人の体に不足している栄養素を補給するなら健康増進につながるかもしれませんが、馴染みのない食品を大量に摂取してうまく消化吸収できるのか心配になります。消化しきれない食品が体に害をもたらすことがあるからです。それこそが遅延型フードアレルギーの正体といえます。

私がこれまで診てきた症例を見ても、健康のため食事に気を遣っている人ほど遅延型フードアレルギーを持っていました。それも、20~50代の女性に多いのです。

逆にフードアレルギーを持っていない人が多かったのは、中高年の男性でした。家庭では出されたものをせっせと食べ、外食のときは気分と体調しだいでメニューを選ぶといった、食事に気を遣わないタイプです。

【症例】筋肉痛、慢性疲労感、湿疹

会社経営者の澤田《さわだ》さん(仮名・男性・38歳)はこの数年間、マッチョな肉体を目指して、パーソナルトレーナーを雇うほどウェイトトレーニングに励んでいました。隆々とした筋肉づくりには運動だけでなくタンパク質も必須ということで、毎日生卵5個とプロテインパウダー200グラム、それに野菜と果物を大量に摂取していました。

しかし、最近はハードなウェイトトレーニングをしても以前ほど筋肉量が増えず、筋肉痛、慢性疲労感、それに湿疹に悩まされるようになりました。私のクリニックにみえたのは、そんなときでした。遅延型フードアレルギー検査をすると、乳製品全般と卵に強いアレルギー数値が出ました。そこで食事指導として、卵は禁止、プロテインパウダーを別の種類に変更、野菜と果物はこれまで通りに摂ることを勧めました。

澤田さんが摂っていたプロテインパウダーは、ホエイ（乳清）プロテインといって分子量が大きいタイプなので、それがうまく吸収できずにアレルギーを起こしていたのでしょう。代わりに分子量が小さいアミノ酸プロテインパウダーに替えました。食事療法も忠実に続けたお陰か、半年後には湿疹や慢性疲労感はきれいに消え去りました。


ウェイトトレーニングのように激しい運動を行うと筋肉の繊維が破壊されます。急に腹筋運動をしたり、ジョギングを始めると、翌日から数日は筋肉痛を覚えるのはそのためです。しかし、破壊された筋肉の繊維は回復します。しかも、運動負荷をかけると以前より太く丈夫な筋肉になります。これを超回復というのですが、そのために必要なのがタンパク質です。

そのためウェイトトレーニングを続けている人は、乳製品や卵、肉などの食品からタンパク質を補給するだけでは足りず、プロテインパウダーも合わせて摂る人が多いのです。しかし、そのプロテインパウダーがフードアレルギーを引き起こすことがあるのです。

私はスポーツ選手も診ていますが、グルテンに高反応を示したプロテニスプレーヤーがいました。グルテンは小麦や大麦、ライ麦などの穀物に含まれるタンパク質の一種で、これがパンやパスタの粘着性や弾力性を出しています。小麦粉は「薄力粉」「中力粉」「強力粉」の3つに分類されますが、もちもちした触感のあるパンやパスタ、ピザはグルテン量の多い（タンパク質が多い）強力粉からつくられ、過剰摂取することで、アレルギー反応も強く出てしまうことがあります。

スポーツ選手には、パスタをよく食べる人が多いようです。マラソン選手の場合、走る2~3時間前にパスタを食べると、走っている最中にエネルギーに変わるので効率的なのだといいます。海外遠征のときもお気に入りのパスタを持って行って、自分で調理して食べるそうです。どんな調理法かというと、クリームを使ったり、具だくさんのものはダメで、ペペロンチーノのようなシンプルなものが良いそうです。

体に良いと思って摂っていたものが、体調を崩す原因になってしまうこともあるのです。当のプロテニスプレイヤーはグルテンを除去した食事をするようになって、成績も伸びたそうです。

■過剰のタンパク質摂取は運動効率を低下させる

［症例］筋肉痛、慢性疲労感、湿疹
澤田さん（男性・38 歳）

肉／鶏

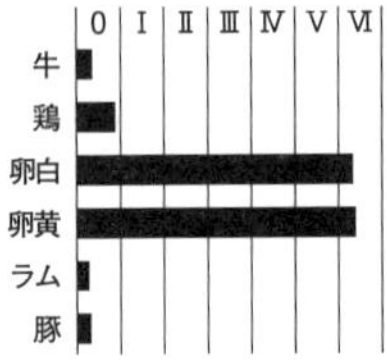

乳製品

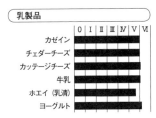

0	Ⅰ	Ⅱ	Ⅲ	Ⅳ	Ⅴ	Ⅵ
無反応	非常に低い	低い	中程度	高い	非常に高い	極めて高い

「美味しくない」には理由がある

私がこれまで1000人を超える遅延型フードアレルギーの患者さんを診てきて、〝有病率〟が一番多かったのは20～30代の女性でした。その年代の女性は、いわゆる〝健康食〟に詳しく、美肌やダイエットのためにヨーグルトやグレープフルーツを毎朝食べたり、アンチエイジングのためにコラーゲンのサプリメントを摂ったりしています。ところが、それがアレルギーの原因になってしまうのです。

私が「好きで摂っていたのですか?」と聞くと、全く美味しくなく、義務的に摂っていたと答える人が多いのが印象的でした。

体に良いと思うから美味しくなくても毎日摂っています。むしろ不味いと思っても、体に良いものだからと思い込んで摂っているのです。

【症例】アトピー性皮膚炎

みどりさん（仮名・女性・34歳）はアトピー性皮膚炎に悩んでいました。頬から首筋、胸にかけて赤い湿疹が出るのです。大学病院の皮膚科で診てもらい、即時型フードアレルギーの血液検査を受けました。結果は陰性だったので、食物アレルギーではなく、ペットの家ダニかハウスダストではないかという診断を受けました。

飼い猫のノミ・ダニ退治を徹底し、家の隅々までピカピカに磨き上げたうえで、「食べて治そう」と食事療法に精を出しました。

まず善玉の腸内細菌を増やそうとヨーグルトを食べ、海藻などの飼料で育てられた鶏のヨード卵も食べ、アーモンドやピーナッツが肌に良いと聞けば徹底して食べました。白い食パンより全粒粉のパンが良いと聞くと、毎朝食べるようにしました。しかし、アトピー性皮膚炎はどんどん悪くなるばかりです。

たまたま彼女の知人が私の患者さんだったことから、「あなたも遅延型フードアレルギーかもしれないわよ」と紹介されて、クリニックにやってきました。

アレルギー検査をすると、乳製品、卵、ピーナッツにアーモンドなど、積極的に摂っていた食品ばかりに高反応を示したのです。早く皮膚炎を治して、お化粧をしてきれいになろうと、〝健康食〟を食べ続けていたのですが、すべて裏目に出てしまったわけです。

アレルギー検査に反応を示した食品を6ヵ月間除去する食事に切り替えたところ、1ヵ月ほどでアトピー性皮膚炎がだいぶ改善し、半年後には湿疹がすっかり消えて、肌は見違えるほどきれいになりました。

「あれらの食品を好きで食べていたのですか?」という私の問いに、みどりさんはきまり悪そうに答えました。

「いいえ、薬だと思って食べていました」

そもそも体にアレルギー反応を起こすアレルギー物質は食品とは呼べません。人が美味しいものを食べると、脳がエンドルフィン(気分を良くしたり、痛みを和らげる脳内の伝達物質)を出すのですが、アレルギー物質をいくら摂っても脳はエンドルフィンを出しません。ですから、美味しいと感じるはずがないのです。

ところが、「これは目にいい食べ物」「これを摂れば肌がきれいになる」と信じ込んでいる人にとっては美味しいか不味いかは二の次です。味覚で食べずに「頭で食べている」のです。

これは私の持論ですが、食べ物の好き嫌いはとても正直です。子どもの場合は「食わず嫌い」がありますが、大人の好き嫌いは意外に正確で、「もう食べ飽きた」とか「今日は食べたくない」という食品は、それ以上体が受け付けないのです。

ケーキだって1ホールあっても、4分の1も食べれば飽きてしまいます。これ以上食べるとアレルギーを起こすから食べないほうがよいという体のサインなのかもしれません。味覚による「もう食べるな」というサインは、正確に聞き取っていただきたいものです。

なぜ突然発症するのか

遅延型フードアレルギーを突然発症する人がいます。これまで卵を食べてもなんともなかったのに、ある時急に、卵を食べると体調を崩すことがあるのです。

アレルギーというのは、そういうことが珍しくありません。たとえば、それまで花粉症とは無縁だった人が、ある年に花粉が飛び始めたとたんに鼻水と目のかゆみが現れ、自分も花粉症になったと気づくことがあります。

アレルギーを発症するメカニズムを説明するのに、よくバケツ理論が持ち出されます。人にはアレルゲン（抗体）を入れる容器（バケツ）があり、アレルゲンが少しずつ溜まっていき、それがあふれるとアレルギーを発症するというのです。人によってバケツの大きさが違い、バケツが小さいと早いうちに発症し、バケツが大きいとなかなか発症しません。

花粉症の場合は、毎年少しずつ花粉に対するアレルゲンがバケツに溜まっていき、それがあふれると花粉症を発症するわけです。

フードアレルギーの場合は、抗体はＩｇＧなので、体内のＩｇＧを溜めるバケツに余裕があるうちは症状が出ませんが、限界に達してＩｇＧがあふれ出すとアレルギーが出るのです。

ですから、これまで卵や乳製品を摂っても大丈夫だったのに、ある時急にアレルギー反応を生じて、下痢をしたり、湿疹が出たり、偏頭痛が出るようになることがあるのです。

「除去食」で花粉症が軽くなった

花粉症の話が出たついでにいうと、フードアレルギーの患者さんが除去食を続けて抗体が消えると、花粉症も一緒に治るケースがあります。

「毎年、花粉症の季節は鼻水と鼻づまり、それに目のかゆみがひどいのですが、今年はほとんど症状が出なかったので楽でした」

花粉症の治療をしていないのに、そういわれることもたびたびです。花粉症はⅠ型アレルギー、遅延型フードアレルギーはⅢ型アレルギーでアレルギーの種類が違うため、直接関係があるとは思えません。

しかし、こう考えることができます。花粉症が出るのは2～5月の数ヵ月ですが、フードアレルギーは一年中です。下手をすると一日3回の食事のたびに腸管でアレルギーを起こしています。そのためアレルギーの閾値《いきち》（これ以上原因物質が入ってくると発症するという最低値）が下がってきます。こうして体がアレルギーのスタンバイ状態だと、花粉にも敏感になり、少しでも花粉を取り込むと発症するのでしょう。

逆に除去食でフードアレルギーが治って炎症がおさまると、花粉症の閾値も上がります。フードアレルギーを起こすと体内で活性酸素が発生し、体が炎症を起こしているので花粉症にも波及するのですが、その炎症が消えると、花粉症も容易なことでは発症しなくなるのだと思われます。

4種類のアレルギー反応

アレルギー反応について、少し込み入った説明をしますが、お付き合いください。

アレルギー反応は4つに分類され、それぞれⅠ型、Ⅱ型、Ⅲ型、Ⅳ型と呼ばれています。

Ⅰ型アレルギー反応は「即時型フードアレルギー」のことで、抗原（アレルゲン）に接すると早ければ数分、普通は30分程度で症状が現れます。この型の反応では、肥満細胞や好《こう》塩基球《えんききゅう》（白血球の一種）に結合したIgE抗体に対応するアレルゲンがこれらの細胞を刺激し、ヒスタミンやロイコトリエンなどの化学伝達物質を遊離します。

Ⅱ型アレルギー反応は細胞毒型反応あるいは細胞溶解型反応とも呼ばれます。これは細胞膜に存在する抗原にIgGやIgM抗体が結合して補体系（抗体を補助する免疫システム）を活性化し、細胞破壊をもたらす反応です。甲状腺機能亢進症《こうしん》のように抗体によって細胞が刺激される場合もⅡ型アレルギー反応とされています。

Ⅲ型アレルギー反応は「遅延型フードアレルギー」のことです。免疫複合体型反応とも呼ばれ、IgG抗体と抗原の複合体、あるいは免疫複合体による組織障害反応で、抗原に接してから6～12時間ほどして症状が現れます。フードアレルギーのほかに、リウマチ、エリテマトーデス、過敏性肺臓炎、糸球体腎炎《しきゅうたいじんえん》など、治療が難しいといわれている疾患を引き起こすことがあります。

Ⅰ型からⅢ型までのアレルギー反応には抗体が関与していますが、Ⅳ型は細胞性免疫を基盤とするアレルギー反応を示します。少しまぎらわしいのですが、症状が現れるまで24～48時間かかることから「遅延型」ともいわれます。Ⅳ型アレルギー反応の代表例は結核、接触性皮膚炎や組織移植の拒絶反応ですが、そのほか膠原病《こうげん》などの自己免疫疾患や腫瘍《しゅよう》免疫にも関与するといわれています。

■アレルギーの種類

反応の型	名称	主な疾患・症状
Ⅰ型	IgE 型 (即時型 フードアレルギー)	アトピー性皮膚炎・気管支ぜん息・蕁麻疹(湿疹)・かゆみ・下痢・腹痛・アレルギー性鼻炎(花粉症含む)・アナフィラキシーショックなど、一般的なアレルギー疾患
Ⅱ型	細胞傷害型・ 細胞溶解型	橋本病、悪性貧血(巨赤芽球性貧血)、不適合輸血による溶血性貧血、円形脱毛症、リウマチ熱、坑赤血球抗体による自己免疫性、特発性血小板減少性紫斑病、重症筋無力症、Goodpasture 症候群
Ⅲ型	IgG 型 (遅延型 フードアレルギー)・ 免疫複合体型・ アルサス型	遅延型フードアレルギー症状(頭痛、腹痛、浮腫、にきび、便秘、うつ病など) リウマチ、過敏性肺臓炎、糸球体腎炎など、治療が難しいといわれる疾患
Ⅳ型	遅延型・細胞免疫型・ツベルクリン型	結核、接触性皮膚炎、組織移植の拒絶反応、膠原病、腫瘍免疫

第2章

遅延型フードアレルギーがもたらす症状

頻繁に食べる食品に注目しよう

アメリカで遅延型《ちえんがた》フードアレルギーの研究が始まったのが20年ほど前です。それまではほとんど知られていませんでした。その理由は、食事をしてから症状が出るのに6～12時間の時間差があるため、食事と症状の因果関係が疑われなかったからでしょう。

もう一つは、遅延型フードアレルギーの症状が多様なことがあげられます。たとえば、腹痛や吐き気、下痢といった消化器症状に限られていれば、これは食事が原因ではないかと考え、食事との因果関係を調べたでしょう。しかし、消化器には症状がないのに、人によって肌荒れ、頭痛、慢性疲労、不眠といった多種多様な症状が現れるのですから、そうした症状をフードアレルギーと関連づけるのは難しかったのでしょう。

しかし、遅延型フードアレルギーを引き起こすIgG（免疫グロブリンG）の抗体検査が行われることによって、さまざまな原因不明の症状が実は摂取した食事が原因であることが明らかになってきました。

アレルギーを引き起こす食品は人によって違います。また、同じ食品でアレルギーを起こしても、人によって症状は違います。一般的にはまれにしか食べない食品にアレルギーを起こすことは少なく、頻繁に食べる食品ほどアレルギーを起こしやすいのです。

身体の弱点に出るアレルギー症状

遅延型フードアレルギーの特徴は、人によって症状が違うことです。たとえば、同じ乳製品でアレルギーが出る人でも、ある人はニキビや発疹《ほっしん》といった皮膚症状であるのに対し、別の人は頭痛や不眠、疲労感といった神経・精神症状をきたすといった具合です。

なぜ症状の出方が違うのか、その理由はわかっていませんが、その人の一番弱いところに出るのだと私は思っています。皮膚が弱い人なら湿疹や肌荒れ、消化器が弱い人なら下痢や腹痛という具合です。遅延型フードアレルギーを引き起こす抗体のＩｇＧは全身に分布しているため、その人の弱い器官が集中的にダメージを受けるのです。

これまで知られている症状としては、皮膚ならニキビ、発疹、かゆみ、呼吸器では鼻水、喘息《ぜんそく》、消化器なら下痢、腹部膨満、便秘、セリアック病、神経・精神なら頭痛、不眠、うつ症状、不安症、慢性疲労、筋骨格系では関節痛、筋肉痛、リウマチ、全身症状なら感染症、自己免疫疾患、低血糖などがあります。もちろん、複数の症状を訴える人も少なくありません。

■遅延型フードアレルギーの症状

○神経系
不安神経症
うつ症状
情緒不安定
不眠
集中力不足
慢性疲労
頭痛、偏頭痛

○外皮系
かゆみ
ニキビ
目の下のクマ
多汗
アトピー性皮膚炎
フケ
湿疹（発疹）

○その他
浮腫（むくみ）
口内炎
ドライアイ
涙目
低血糖
全身症状

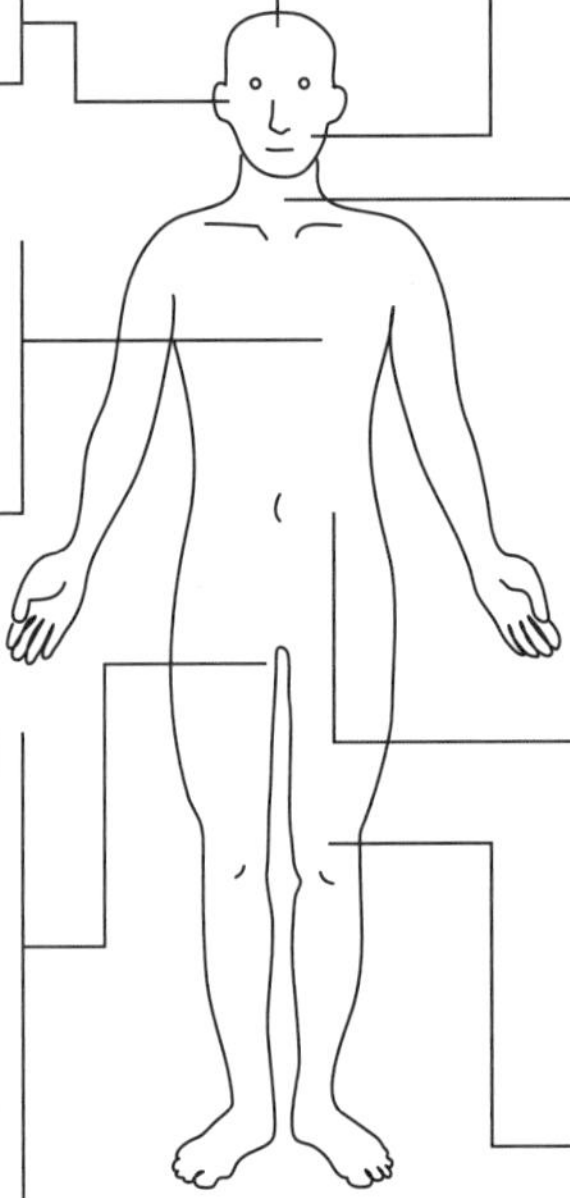

○呼吸器官系
喘息
鼻水、鼻づまり
慢性副鼻腔炎
慢性咳
咽頭炎

○循環器系
不整脈
胸痛
高血圧
頻脈

○消化器系
過敏性腸炎
ガスがたまりやすい
便秘
下痢
吐き気
体重増加
セリアック病

○泌尿生殖器系
夜尿症
頻尿
ほてり
尿意切迫
膣のかゆみ
おりもの
月経前症候（PMS）
生理痛

○筋骨格系
関節炎
関節痛
筋肉痛
だるさ
リウマチ
自己免疫疾患

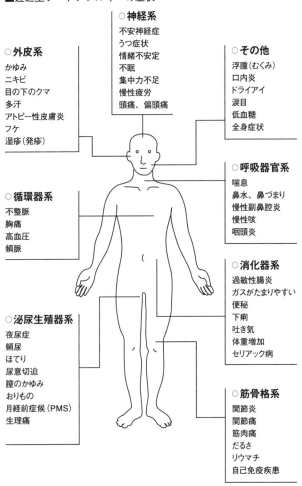

【症例】慢性的疲労感、アトピー性皮膚炎

奈美《なみ》さん（仮名・女性・38歳）は慢性的な疲労感とアトピー性皮膚炎で悩んでいました。いくつかの病院で診てもらい、検査をしても異常なしということでしたが、何軒目かに診てもらった皮膚科の医師が、ひょっとしたら遅延型フードアレルギーかもしれないと思い、私のクリニックを紹介したのです。

遅延型フードアレルギー検査をすると、乳製品や卵、それにブルーベリーとゴマに強い反応を示しました。ブルーベリーは目のために良いと思い、よく食べていたそうです。健康に良いと思って食べていたものがアレルギーを引き起こしていたのです。

治療は検査に反応した食品を除去した食事（除去食）に変えることです。奈美さんの場合は、乳製品と卵、ブルーベリー、ゴマを６ヵ月間除去しました。除去食を始めて２週間ほどで症状に改善が見られますが、抗体がつくられたＩｇＧが消えるまでに早くて３ヵ月、強陽性反応の食品の場合は６ヵ月という期間が必要なのです。

奈美さんは、検査結果に基づいて除去食を摂るようにアドバイスした後は来院していません。女性は症状が良くなると来なくなるので、長年悩んでいた症状が改善したと思われ

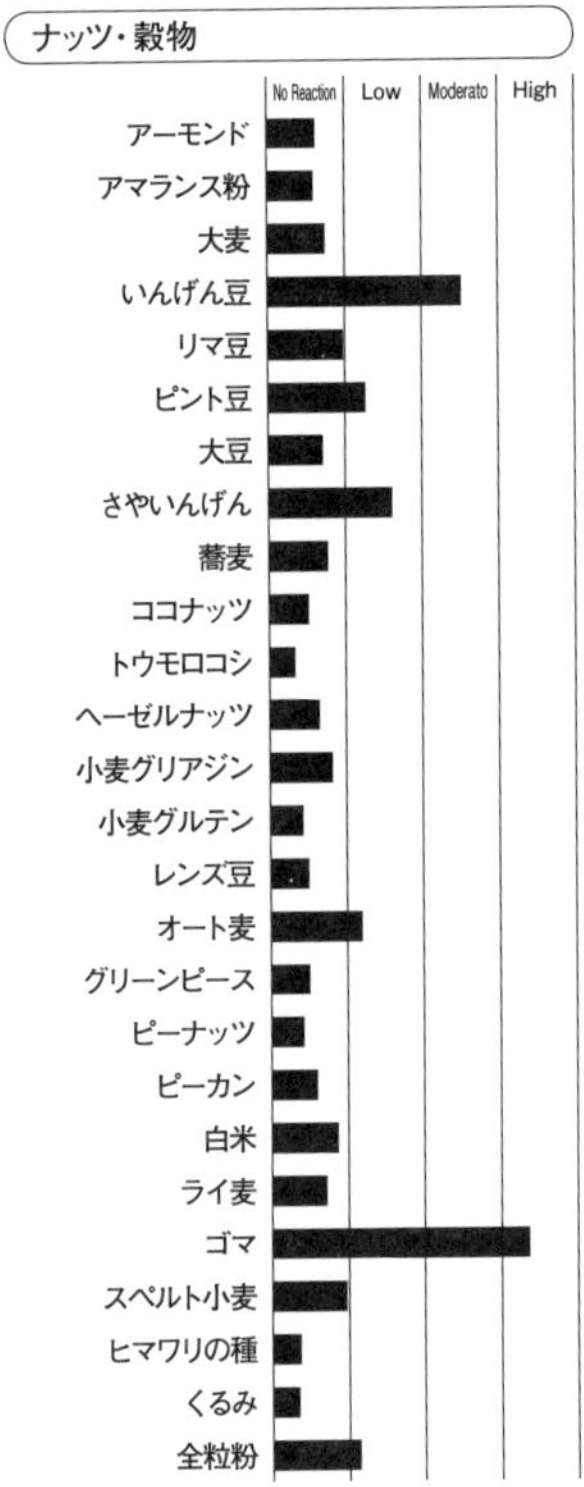

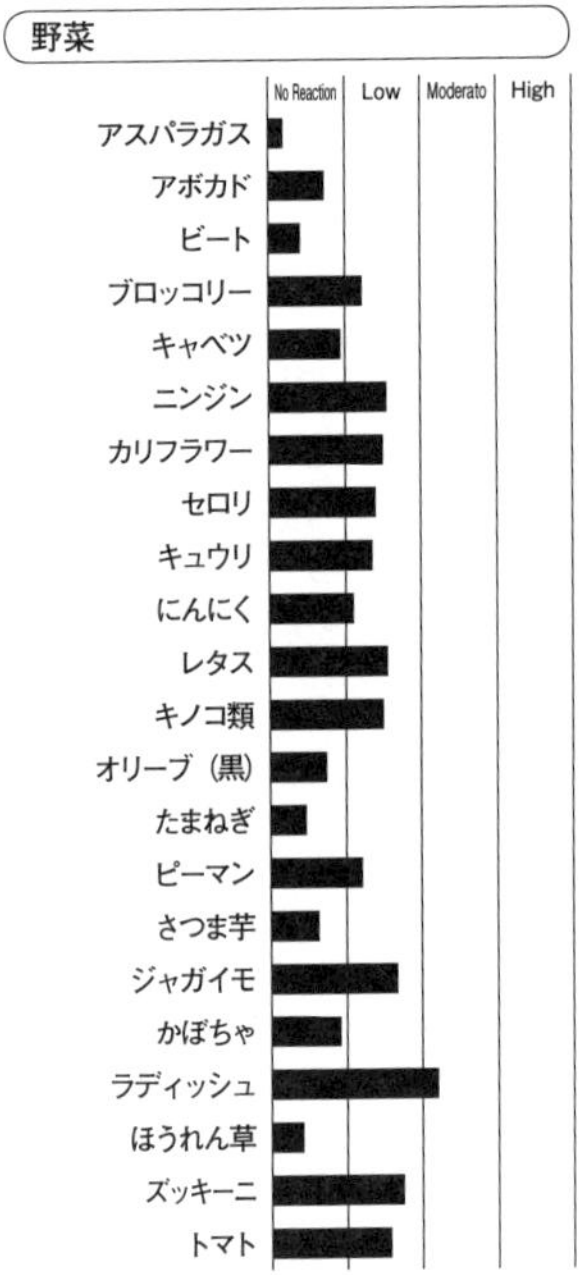

No Reaction 無反応	Low 低い	Moderato 中程度	High 高い

※旧式フードパネル（4段階のレベル分け）を使用

■【症例】慢性的疲労感、アトピー性皮膚炎

奈美さん（女性・38歳）

乳製品

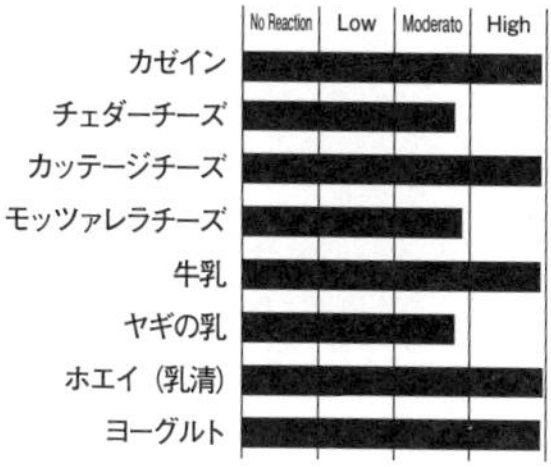

肉／鶏

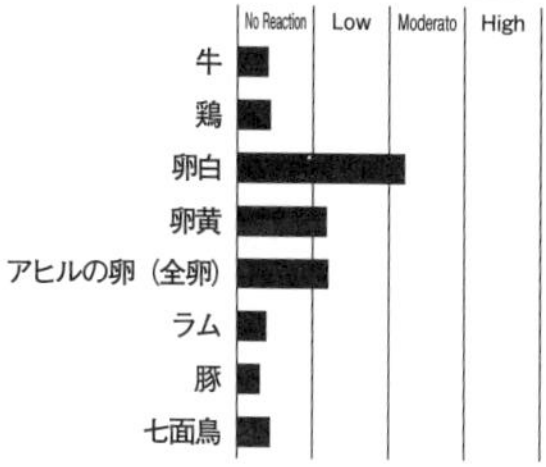

その他

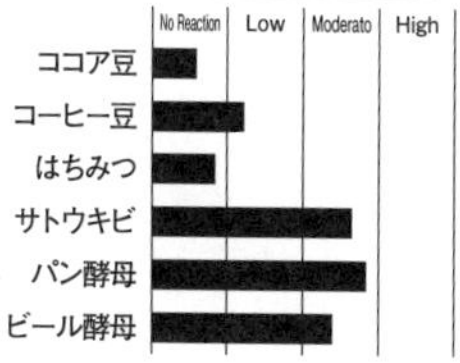

フルーツ

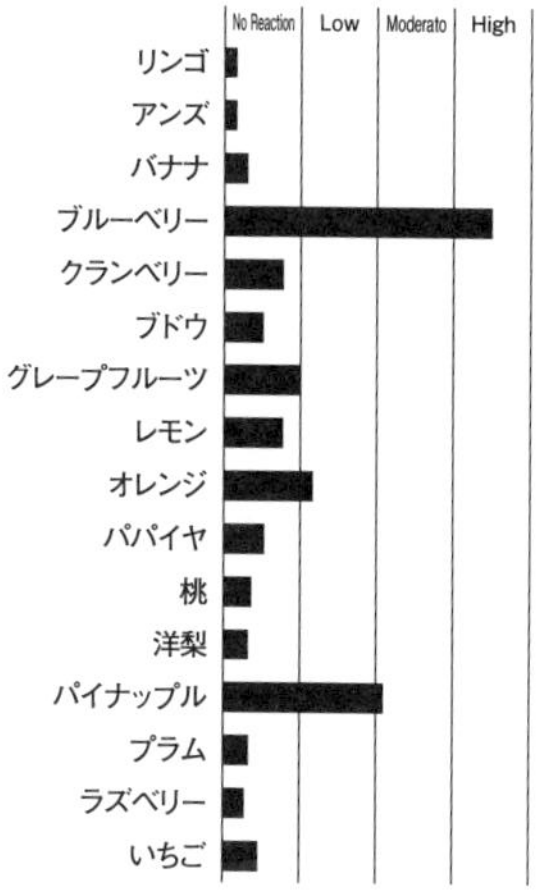

魚介類

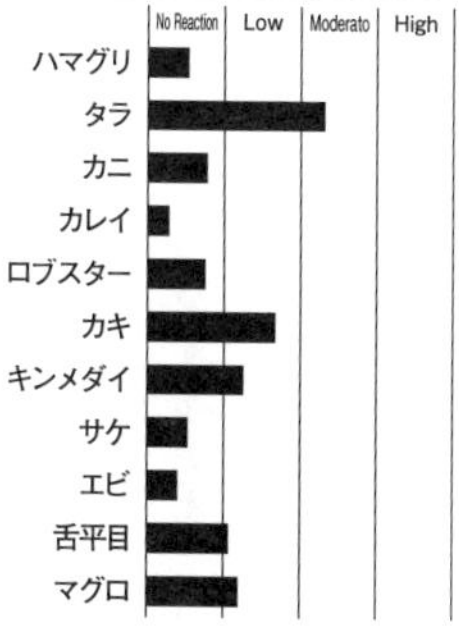

ます。

奈美さんの弱い器官は、皮膚と体力だったようです。そのためアトピー性皮膚炎と慢性疲労感という症状が出たのです。自分の弱いところはどこか、それを知って健康管理のバロメーターにするといいでしょう。

胃腸炎、便秘、下痢、過敏性腸炎

食品に含まれるタンパク質が胃腸で十分に消化されず、それが遅延型フードアレルギーを引き起こすのですから、消化器に症状を起こす人が少なくありません。具体的には、胃腸炎、便秘、下痢、過敏性腸炎などです。

このうち過敏性腸炎は主に大腸の運動異常で下痢や便秘、ガスが溜まって下腹部が膨れるといった症状が現れ、病院で検査をしても炎症や潰瘍《かいよう》などが認められないものです。人によって症状が違いますが、多いのはストレスや不安を感じると下痢をするタイプです。そのため、朝の出勤途中に便意を催して、駅でトイレに駆け込むことになります。それが頻繁になると次の駅でもトイレに直行するので、通勤路線の各駅のトイレの場所を覚えてしまうほどです。

精神的な要素が強いとされ、精神安定剤や抗不安薬を処方されることが多いのですが、遅延型フードアレルギーが原因のケースも少なくありません。

【症例】頭痛、アトピー性皮膚炎、過敏性腸炎、慢性的疲労感

美香《みか》さん（仮名・女性・30歳）は頭痛、アトピー性皮膚炎、過敏性腸炎、慢性的疲労感で悩んでいました。原因がわからないため、ドクターショッピング（医師や病院を次から次へと変えること）を続けていましたが、雑誌に載っていた「遅延型フードアレルギー」の記事を読み、「ひょっとしたら」と思って私のクリニックを訪れました。

検査をすると、チーズやヨーグルトを含む乳製品全般、卵、小麦粉、砂糖の「4大トリガーフード」、それに大豆に強い陽性を示しました。乳製品、玉子、小麦粉、砂糖は日本人にとって遅延型フードアレルギーの原因食品になることが多いため、「4大トリガーフード」（72ページ参照）と呼ばれているのですが、これほど4つの食品に強陽性を示すケースは珍しいのです。

美香さんの話を聞くと、とにかくスイーツが好きで、食事を抜いてでも1日に1回はケーキを食べるそうです。確かにクリームをたっぷり使ったケーキなら、4大トリガーフー

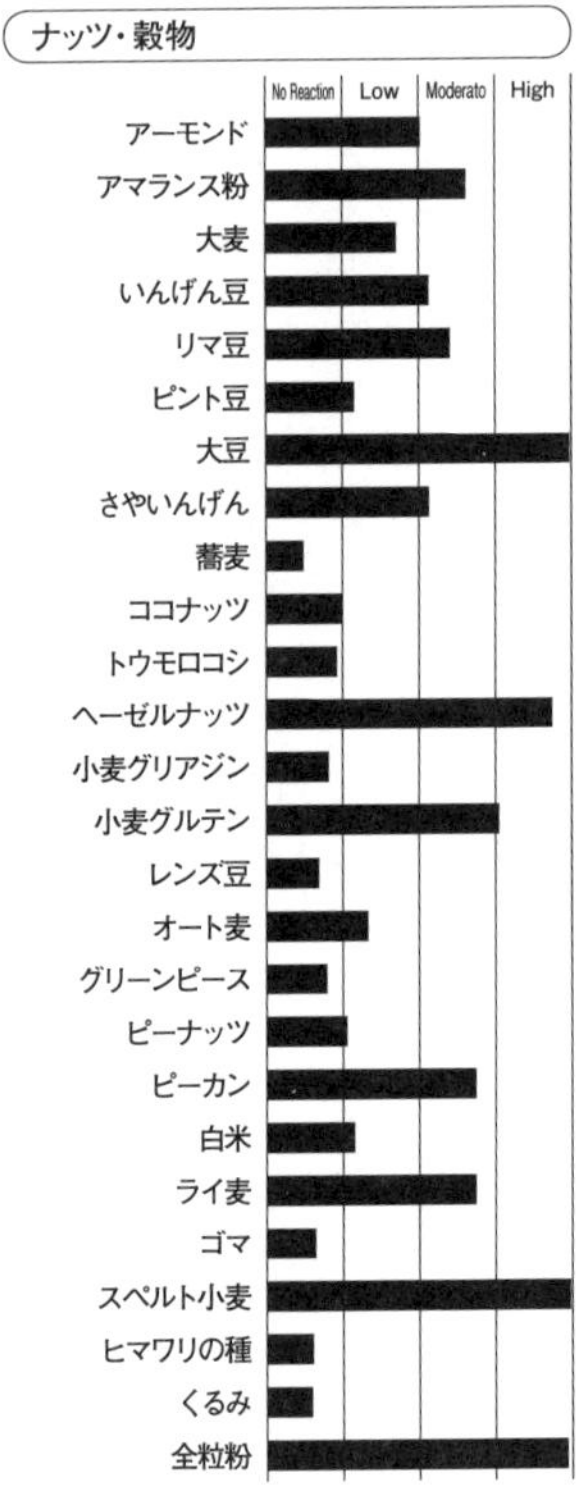

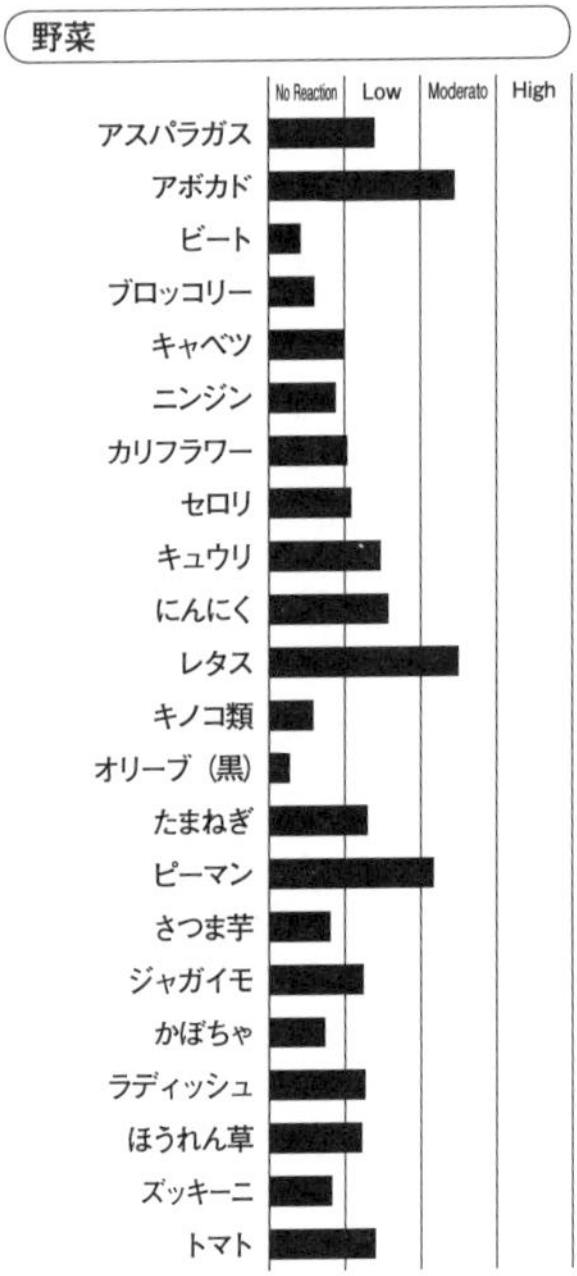

No Reaction 無反応	Low 低い	Moderato 中程度	High 高い

※旧式フードパネル（4段階のレベル分け）を使用

■【症例】頭痛、アトピー性皮膚炎、過敏性腸炎、慢性的疲労感

美香さん（女性・30歳）

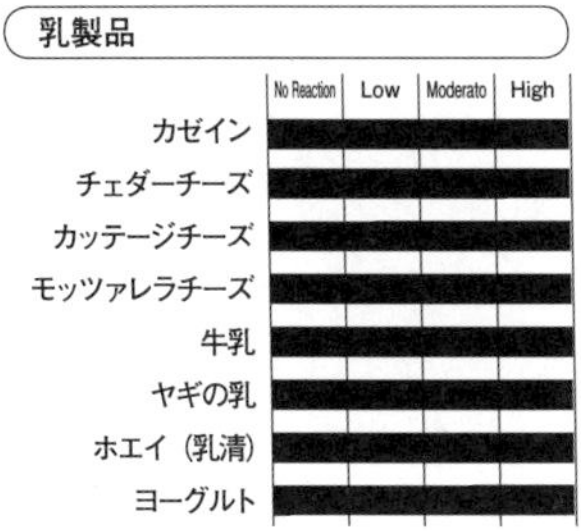
乳製品
No Reaction
Low
Moderato
High
カゼイン
チェダーチーズ
カッテージチーズ
モッツァレラチーズ
牛乳
ヤギの乳
ホエイ（乳清）
ヨーグルト

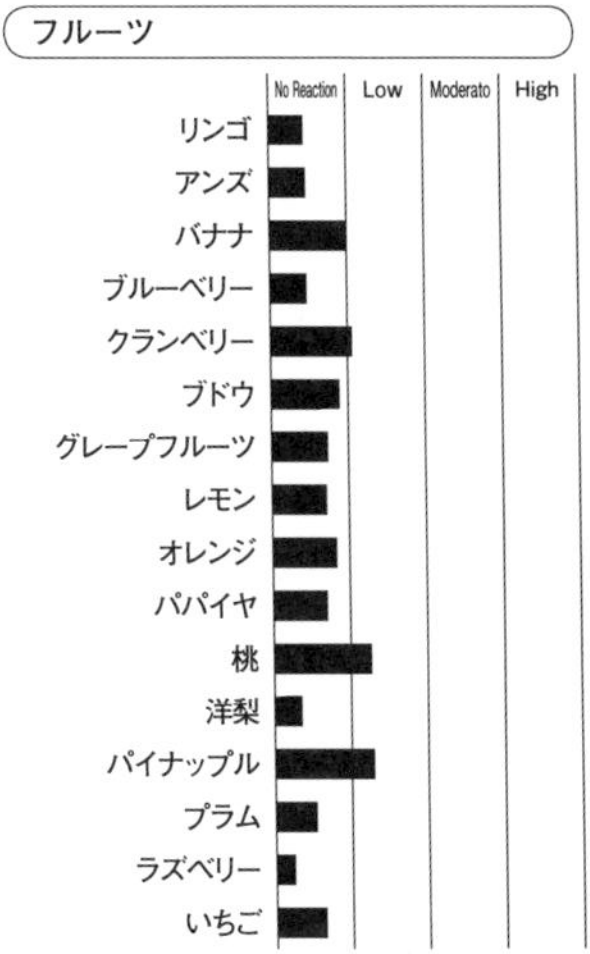
フルーツ
No Reaction
Low
Moderato
High
リンゴ
アンズ
バナナ
ブルーベリー
クランベリー
ブドウ
グレープフルーツ
レモン
オレンジ
パパイヤ
桃
洋梨
パイナップル
プラム
ラズベリー
いちご

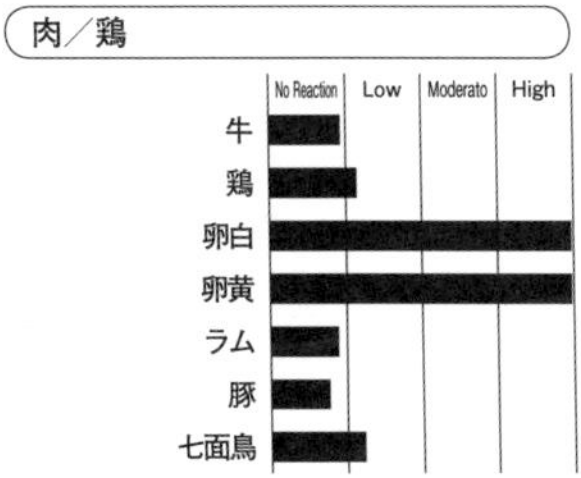
肉／鶏
No Reaction
Low
Moderato
High
牛
鶏
卵白
卵黄
ラム
豚
七面鳥

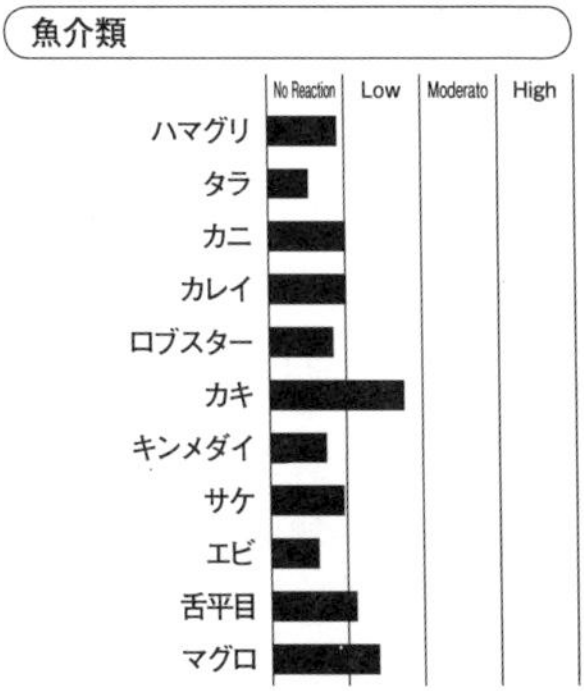
魚介類
No Reaction
Low
Moderato
High
ハマグリ
タラ
カニ
カレイ
ロブスター
カキ
キンメダイ
サケ
エビ
舌平目
マグロ

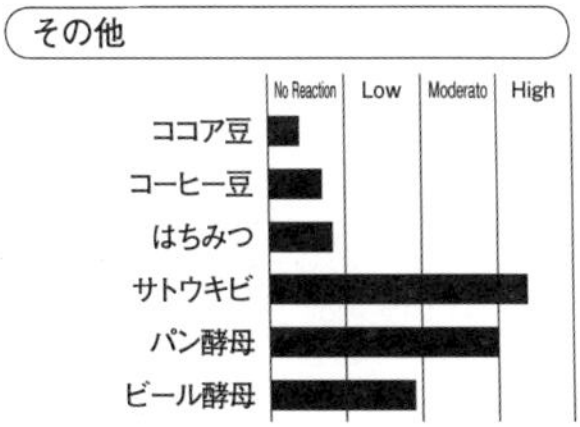
その他
No Reaction
Low
Moderato
High
ココア豆
コーヒー豆
はちみつ
サトウキビ
パン酵母
ビール酵母

ドの揃い踏みです。

症状を改善するにはスイーツを諦めること、日頃の食事も洋食ではなく和食に切り替えることをアドバイスしました。たとえば、ご飯、焼き魚、野菜の煮物、味噌汁といった献立です。美香さんは大豆に反応を示していますが、味噌は大豆を発酵させているため、大豆のタンパク質は分解されているので、大量に取らなければ問題にはなりません。

美香さんは長年の悩みから解放されたい一心で、大好きなスイーツを封印し、毎日の食事も和食を徹底したところ、半年後には症状がすっかり消えたのです。

乳製品、玉子、小麦粉、砂糖を除去したら、何を食べたらいいのかと思う人も多いでしょう。それほど4大トリガーフードは私たちの食事に浸透しているのです。しかし、伝統的な和食に切り替えれば、いずれも摂取せずにすみます。これらの食品が日本人の食卓に載るようになったのはここ数十年のことです。伝統的な和食に切り替えることは、さほど難しくないはずです。

口内炎

よくある口内炎は歯が当たるところにできます。唇の内側や頬の裏側などで、間違って歯で噛んでしまって傷になったところの治りが遅いのです。しかし、上あごや舌の裏、のどの奥など、絶対に歯で噛まないようなところにボコボコとできる場合、たいていは消化器のトラブルが原因です。胃炎や胃潰瘍があって、その延長で口内にも症状が現れるのです。

抗炎症剤の口腔《こうくう》用軟膏を塗れば治りますが、意外なことに胃潰瘍の治療薬を飲めば一発で治ることがあります。これはミラー現象といって、胃の中と口の中で同じ症状が現れるのです。いわば口内炎は胃炎や胃潰瘍のサインで、遅延型フードアレルギーの可能性があります。

人間の受精卵が胎内で発生する過程を見ると、消化器の粘膜表面と皮膚は連続しています。口腔、食道、胃、腸などの粘膜は、手足やお腹、胸、顔などの皮膚と似た構造なのです。だから胃壁が荒れていれば口の中も荒れるし、便秘で腸が荒れていれば肌も荒れるのです。「腸美人は肌美人」といわれますが、消化器が健康なら素肌もきれいなのです。

女性の多くがそのことを肌身で知っています。便秘が続くと肌が荒れるので、腸内細菌に頑張ってもらって便秘を解消しようとヨーグルトをせっせと食べたりします。しかし、ヨーグルトも乳製品ですから、それでフードアレルギーを起こす人が少なくありません。その結果、アトピー性皮膚炎を起こしては本末転倒です。どんなに体に良いといわれる食品も過剰摂取すればフードアレルギーになる可能性があることを覚えておいてください。

肥満、むくみ

遅延型フードアレルギーの症状に肥満があります。体重が増加するのは、カロリーを摂り過ぎるせいばかりではありません。アレルギーで腸が炎症を起こしていても余分な脂肪が体に蓄積されるのです。

健康な腸であれば、100のカロリーを摂れば、100が血中に入って、筋肉や細胞のために使われ、それが脂肪を燃焼させます。専門的にいうとATP（アデノシン三リン酸＝筋肉を動かすための原動力となる物質）の産生に回されるのです。

ところが、腸の粘膜に炎症が起きていると、脂肪を燃焼させるためのカロリーが腸でムダに消費されてしまいます。抗原抗体反応というアレルギーによる反応のために、カロリーが使われてしまうのです。血中には残りのカロリーしか入りませんので、脂肪を十分に燃焼させることができません。１００のカロリーを摂っても、50は抗原抗体反応に使われ、50のカロリーでしか脂肪を燃やせないイメージです。つまり、遅延型フードアレルギーで腸に炎症を起こしていると、食事量を減らしても体重を減らすことができないのです。

【症例】下顎部《かがく》慢性湿疹（ニキビ）、慢性偏頭痛

絵里《えり》さん（仮名・女性・31歳）は、下あごの慢性湿疹と慢性偏頭痛がありました。管理栄養士として働いている病院の皮膚科や神経科で診てもらいましたが、いっこうに良くなりません。それにこの２年間で体重が60キロから80キロに増加しました。

私は遅延型フードアレルギーの疑いで来院された方には、初診のとき、「１週間で３食、または３回以上摂取している食品や食材」をあげてもらいます。すると絵里さんは、卵、小麦、納豆、白米をあげました。週に１〜２食では、牛乳、チーズ、ヨーグルト、チョコレートの名前が出ました。

採血して検査機関に回し、その結果が出た頃に再び来院してもらいました。結果は、乳製品全般と卵、小麦全粒粉、小麦グルテン、いんげん豆に強陽性が出ました。小麦全粒粉は、精白した小麦より全粒粉のほうが体にいいだろうと食べていたのですが、それがアレ

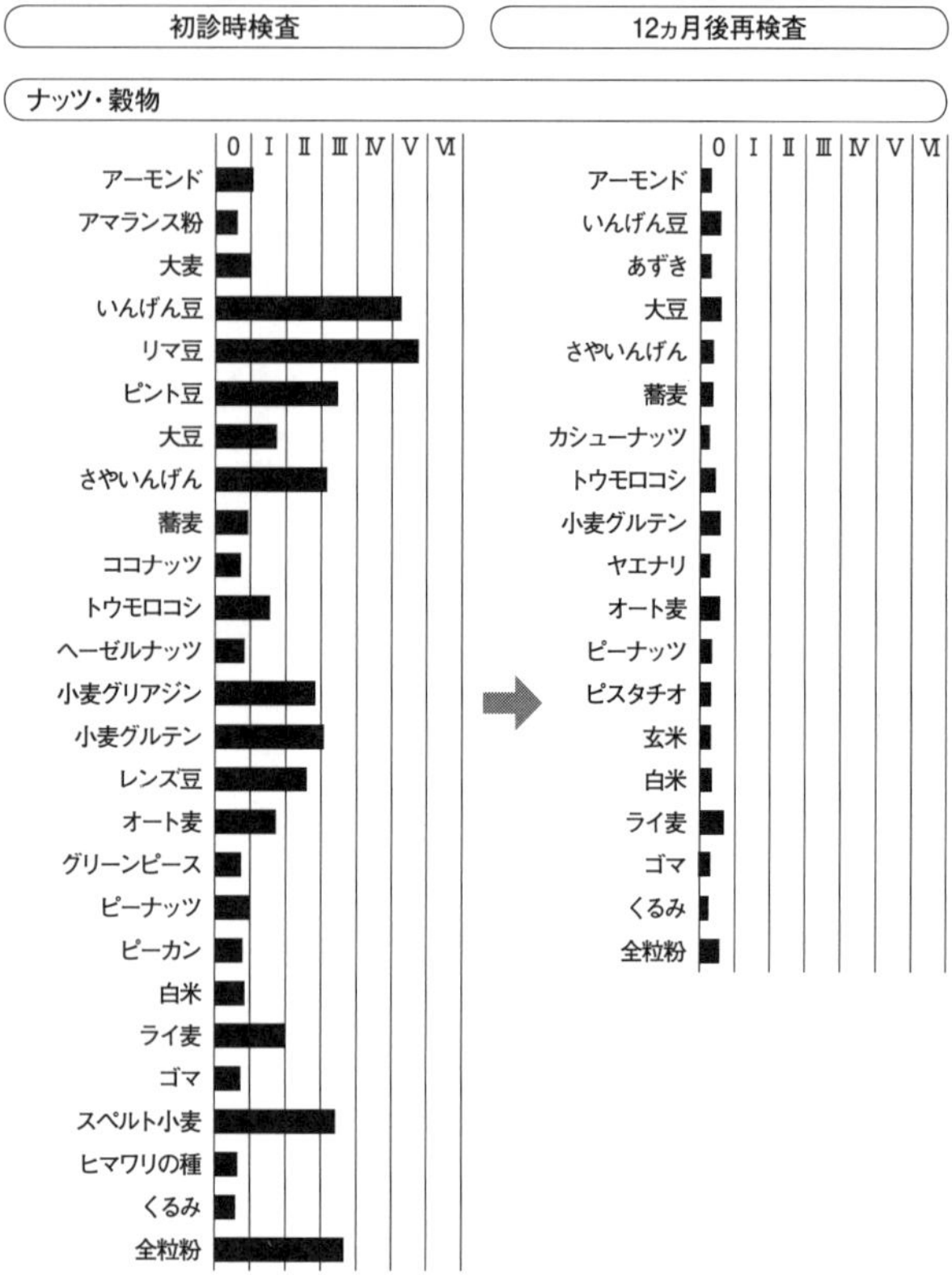

※初診時はスタンダードフードパネル、12ヵ月後はジャパニーズフードパネルを使用

■【症例】下顎部慢性湿疹（ニキビ）、慢性偏頭痛

絵里さん（女性・31歳）

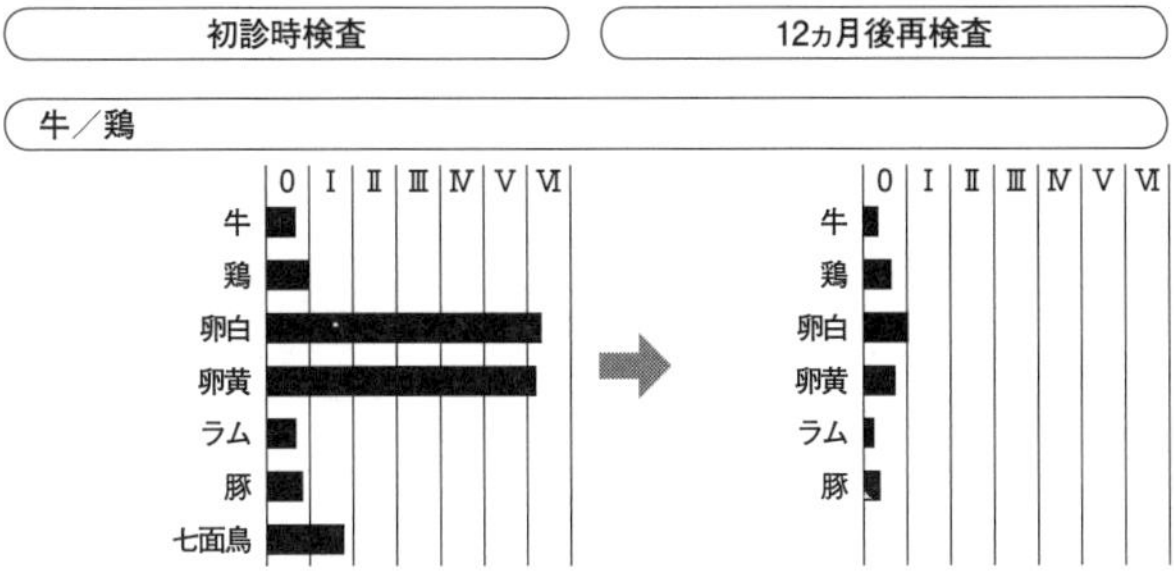

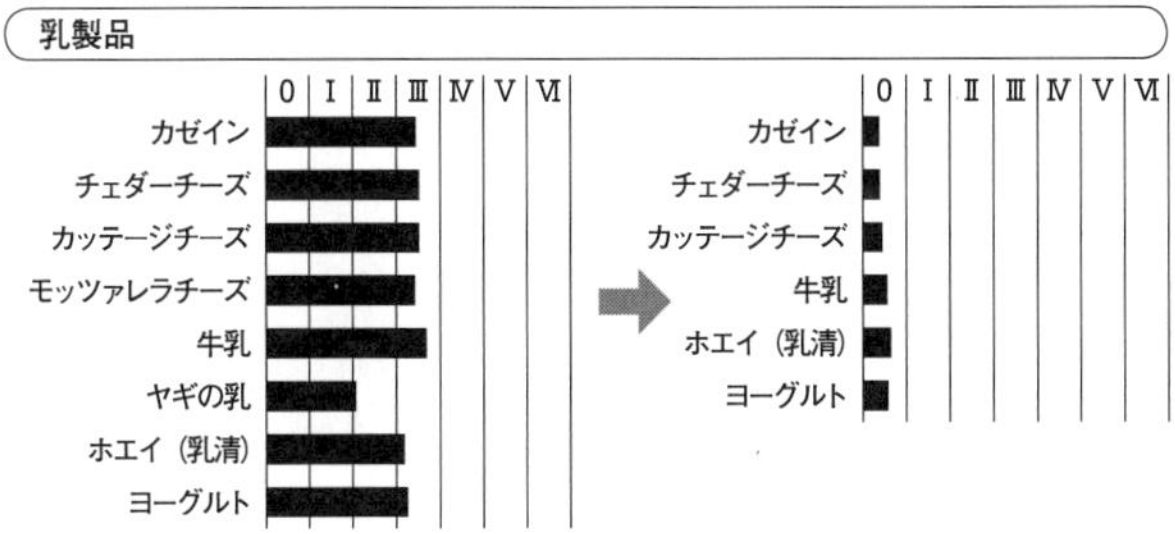

0	Ⅰ	Ⅱ	Ⅲ	Ⅳ	Ⅴ	Ⅵ
無反応	非常に低い	低い	中程度	高い	非常に高い	極めて高い

ルギーを引き起こしていたのです。いんげん豆とは白餡《しろあん》の原料に使われるもので、絵里さんは甘い和菓子が大好きでした。

これら強陽性となった食品を除去した食事を摂るように申し渡しました。絵里さんは管理栄養士という職業柄、食事療法を徹底しました。半年後、症状はすっかり改善しましたが、再検査をすると数値は減りましたが、依然として陽性のままの食品が少なくありません。さらに除去食を続けて半年後、3回目の検査をすると、すべての食品が陰性となったのです。

こうして除去食を始めて1年後、湿疹や偏頭痛が消えただけでなく、体重が80キロから68キロに減量しました。1年間で12キロも落ちたのです。また、朝起きると、脚や顔がむくんでいたのですが、むくみがほとんどなくなり、朝の目覚めが良くなったといいます。さらに頭皮のかゆみやフケも消え、毎月の生理痛が軽くなったそうです。

すっかり健康を取り戻し、身も心も軽くなった絵里さんは、趣味の登山を再開して、夏休みには屋久島《やくしま》に縄文杉を見に行ったと写真を添付したメールで知らせてくれました。

この1年間、絵里さんは食事量を減らしてはいませんが、アレルギーを起こす食品を除いただけで、減量にも成功したのです。ダイエットをしているのに体重が減らないという人は、遅延型フードアレルギーが肥満やむくみをもたらしているのかもしれません。

気力低下、うつ状態

遅延型フードアレルギーが、気力低下、うつ状態といった精神症状として現れることがあります。体は比較的丈夫なのですが、メンタル面が弱いために精神症状として出るのでしょう。おそらく脳の海馬《かいば》のあたりが敏感で、脳内物質のセロトニンの分泌に異常を起こすのだろうと思います。セロトニンの分泌が減ると気力が低下したり、うつ状態におちいるのです。

【症例】うつ症状、不眠症、下顎部挫創《かがくぶざそう》

沙代《さよ》さん（仮名・女性・34歳）は海外の宝飾ブランドのマネジャーとして、イタリアと日本を往復して忙しい毎日を送っていました。しかし、ときどき電池が切れたように気力が失せて仕事が手につかず、ふさぎ込むことから精神科に通い、うつ状態を改善する薬を服用していました。また、あごのニキビがひどく、皮膚科にも通っていましたが、良くなりませんでした。沙代さんは私の友人の友人だったことから、紹介されてクリニックに来ました。

検査の結果、卵、乳製品に強陽性だったため、これらの摂取を禁止したところ、あごのニキビがだいぶ消え、うつ症状も改善して薬を服用しなくてもすむようになりました。

そして8ヵ月後、すっかり元気を回復したことでイタリアに長期出張しました。ところが、イタリアに2ヵ月滞在して日本に帰国したときは、うつ状態が再発していました。イタリアで乳製品や卵を食べてしまっていたのです。検査をすると、初診のときは乳製品はレベル5だったのが、今度は最高のレベル6に上昇し、あごのニキビも目立っていました。

海外ブランドのマネジャーをするくらいなので、沙代さんは真面目で賢いのでしょうが、そのぶん精神的ストレスが強く、心身に良くないとわかっていながら、ストレス解消のため美味しいパスタやピザ、クリームなど、彼女にとってトリガーフードだらけのイタリア料理を食べてしまったのでしょう。

アレルギー症状がメンタル面に出ると、うつ状態やうつ病のほかに、不眠症、不安症、神経過敏症などが起こります。メンタル面の障害というと過剰なストレスや過労といった環境面からくるだけでなく、遅延型フードアレルギーが引き起こすこともあるのです。

■【症例】うつ症状、不眠症、下顎部挫創

沙代さん（女性・34歳）

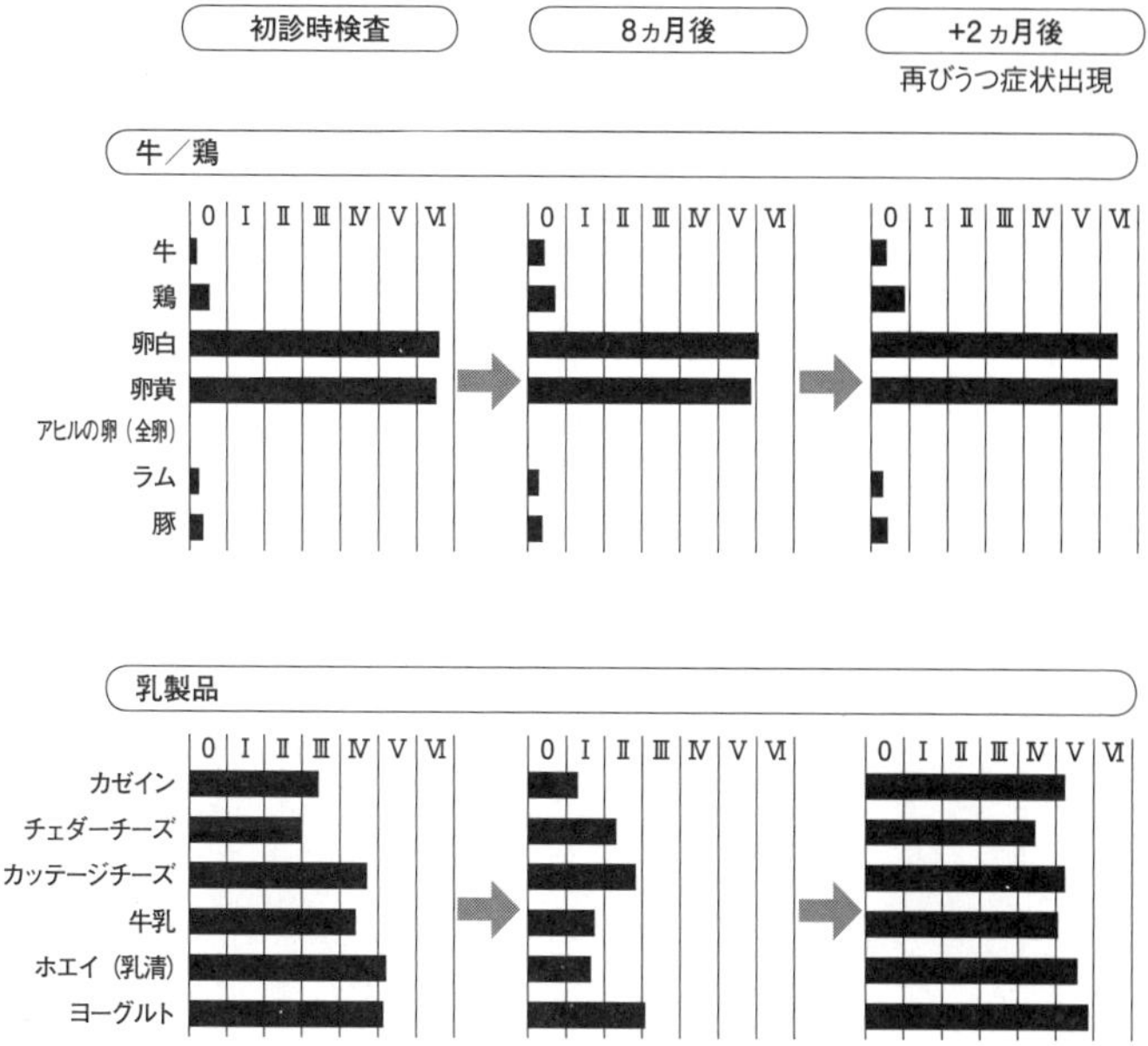

0	Ⅰ	Ⅱ	Ⅲ	Ⅳ	Ⅴ	Ⅵ
無反応	非常に低い	低い	中程度	高い	非常に高い	極めて高い

カンジダ症（腸管真菌《しんきん》症）

カンジダとは真菌の仲間で、皮膚、口腔、性器、消化管などに生息する常在菌です。通常はなんの問題もありませんが、免疫力が落ちると繁殖して炎症や湿疹を引き起こします。性器カンジダ症は女性に多く、かゆみ、おりものの増加などを感じて婦人科を受診することがあります。

フードアレルギーを起こしたからカンジダ症になるというより、逆にカンジダ症があるからフードアレルギーを引き起こすケースが多いようです。フードアレルギーというのは、消化管で食品を分解するのが間に合わず、大きな分子量のまま腸壁に詰まるということです。消化能力が強ければ分子量を小さくできるのですが、消化能力が弱いから分子量を細かくできないのです。

なぜ消化能力が弱くなるかというと、消化管でカンジダが繁殖していて、うまく食品を分解できないからです。つまり、カンジダ症はフードアレルギーの結果ではなく、フードアレルギーを発症させる原因といえるのです。

こんな報告があります。イギリスの女の子のアトピー性皮膚炎がひどいので遅延型フードアレルギーの検査をしたところ、多くの食品が強陽性を示しました。それらの食品を除去したら食べるものがなくなってしまうので、ファンギゾンという抗真菌薬を投与したところ、消化能力が回復してアレルギーも改善したのです。

腸管真菌症は珍しくありません。私たちの腸の中にはカンジダやアスペルギルスといった常在菌がいるのです。免疫力が落ちると腸内で繁殖して消化能力を低下させ、フードアレルギーを起こしやすくなるので、「腸内環境検査」で腸内細菌の種類と量を調べることがあります。

セリアック病

日本ではあまり知られていない病気ですが、セリアック病は遅延型フードアレルギーに似た症状を呈します。痛みとかゆみを伴う湿疹、慢性的な疲労感、腹部膨満感、慢性の下痢、骨や関節の痛み、子どもの場合は成長の遅れなどです。

症状が似ているのは、この２つの病気が同じ仕組みで起こるからです。セリアック病の原因は小麦粉に含まれるグルテンというタンパク質です。食事をすると小腸の腸壁から栄養を吸収するのですが、セリアック病の人が食事でグルテンを摂るとアミノ酸まで分解できずに途中のペプチドの状態のまま体内に取り込まれ、これに対する免疫反応として小腸が炎症を起こします。その結果、前記のような症状が引き起こされるのです。

セリアック病は小麦粉が原因で、遅延型フードアレルギーは小麦粉だけでなく多種多様な食品が原因になるという違いはありますが、消化管の中で起こっていることは同じです。

セリアック病の症状は早いうちに報告されていますが、原因がわかったのは1950年でした。オランダの医師が、第二次世界大戦中、オランダで小麦やライ麦など穀物が不足したとき、この病気の発生が減少したことに注目して、小麦に含まれているグルテンが原因であることを明らかにしたのです。

遺伝的な要因でグルテンに対する消化機能が弱い人が発症すると考えられていますが、グルテンを含まない食品を摂ることで小腸の機能を回復することができます。近年欧米では、グルテンフリー（グルテンを含まない）食品市場が急激に増加しています。欧米の食料品店では、「グルテンフリー」の文字が書かれたパンやパスタ、チョコレートブラウニー、ビールなどを目にすることができます。日本でも今後グルテンフリー食品が増えていくかもしれません。

第3章　トリガーフード

4大トリガーフード

「トリガー」とは「引き金」という意味で、遅延型《ちえんがた》フードアレルギーを起こすきっかけになる食品は「トリガーフード」と呼ばれています。これまで診てきたところ、日本人にとくに多いトリガーフードは、乳製品、卵、小麦粉、砂糖で、私はこれらを「4大トリガーフード」と呼んでいます。

いずれもさまざまな料理や加工食品に使われ、毎日のように摂る食材なので、アレルギーのトリガーになりやすいのでしょう。トリガーフードと知らずに頻繁に摂取していると、遅延型フードアレルギー検査でも強陽性になりやすいのです。

4大トリガーフードに共通するのは、人類が農耕や酪農を始めてから摂るようになった食品だということです。農耕や酪農の起源は今から1万年ほど前のメソポタミアや中国の長江流域とされます。それが各地に伝播《でんぱ》したわけで、地域によって差があるでしょうが、普及したのは2000～3000年前頃でしょうか。

人類の歴史は数百万年前にさかのぼることができて、私たち現生人類が地上に出現したのは10～20万年前とされます。昔から農耕や酪農があったと思われるかもしれませんが、その人類の長い歴史に比べれば、小麦や乳製品を摂るようになったのは、つい最近のことといえるのです。それまで狩猟採集生活をしていた私たちの祖先は長い間、動物を狩り、魚や貝を獲り、木の実や果物を採集して食料にしていたのです。

人類の歴史の中で新しく登場した食品に消化器が適応できない人がいても不思議ではありません。以下、それぞれの食品について、もう少し詳しく見ていきます。

乳製品

動物の乳を最初に食料にしたのは、今から1万年ほど前の中東で、ヤギやヒツジの乳を飲んでいたとされます。9000年前になる

■遅延型フードアレルギー出現率

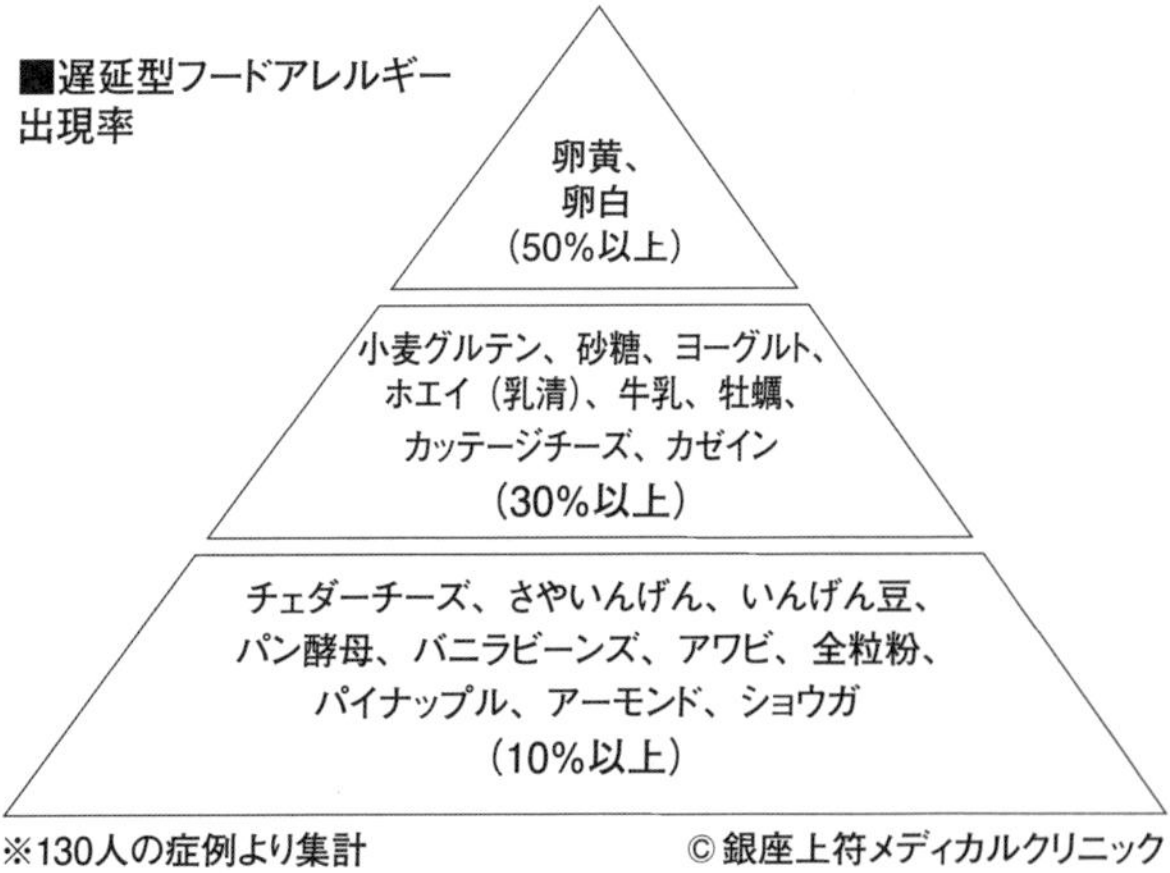

※130人の症例より集計　　© 銀座上符メディカルクリニック

と今のトルコで牛の遊牧が始まり、それがヨーロッパに広まり、バターやチーズがつくられるようになります。

日本に乳製品が伝わったのは奈良・平安時代で、今のチーズのようなものだったと伝えられています。国内で牛乳やチーズの生産が本格的に始まったのは明治時代になってからで、牛乳が広く普及するのは戦後の学校給食で牛乳（当初は脱脂粉乳）が提供されるようになってからです。

牛乳は世界で年間7億トン前後生産され、うち生乳として飲まれているのは4億5000万トン前後、後はバターやチーズに加工されています。国内の生産量は年間約750万トン、うち約400万トンが生乳として飲まれています。1人当たりにすると、年間約30リットルです。

今や牛乳は広く普及していますが、体が牛乳を受け付けない人が少なくありません。日本人に多いのは乳糖不耐症《にゅうとうふたいしょう》です。牛乳の成分の乳糖（ラクトース）を消化するには小腸にある「ラクターゼ」という消化酵素が必要なのですが、このラクターゼが少なかったり活性が低いと、乳糖を十分に分解できずに下痢、腹痛、お腹が鳴るといった乳糖不耐症になるのです。

　そもそも母牛が子牛に飲ませる乳なのですから、人間が乳糖を分解しきれなくても不思議ではありません。日本人が牛乳を飲むようになってから100年もたっていないのですから、欧米人に比べてラクターゼの分解能力が低く、体が受け付けない人が多いようです。日本酪農乳業協会によると、実験で牛乳600ミリリットルを飲んだ人で下痢はまったく発生せず、800ミリリットルで11%に下痢が発生したといいます。一方、牛乳を飲むといつもお腹の調子が悪くなる人は6%、ときどき悪くなる人は8%弱だったそうです。

　この乳糖不耐症とは別に、牛乳アレルギーが知られています。牛乳に含まれるタンパク質の一種の「アルファS1カゼイン」が原因で、蕁麻疹《じんましん》、嘔吐《おうと》、下痢、便秘、鼻炎、胃痛などのアレルギー症状を発症するのです。

　こうした即時型《そくじがた》フードアレルギーの症状が出れば、牛乳が原因だろうと推測できるのですが、遅延型フードアレルギーの症状が出るのは摂取してから6~12時間後で、しかも症状はさまざまなので、見過ごされることが多いのです。

　牛・水牛・羊・山羊・ヤクの乳が原料のミルクや、チーズ、クリーム、ヨーグルト、バターなどの乳製品も、牛乳と同じトリガーフードになり得ます。意外なところでは、ウェイトトレーニングで筋力を増強するために摂っているプロテインも多くは乳製品です。

卵

料理に使われるのは鶏の卵ですが、世界では年間約6000万トン生産されています。動物性タンパク質では、すべての魚類の漁獲高（約1億トン）に次ぐ生産量になります。日本国内では年間250万トン前後を消費しているので、1人当たり年間20キロ、Lサイズの卵なら300個ほど食べていることになります。

卵はタンパク質を摂るには手軽で安価な食品です。栄養的に見ると、卵白は90％が水分で残りがタンパク質、卵黄は50％が水分で残りがタンパク質と脂質でできています。水分を除けば、タンパク質のかたまりのようなものです。それだけに分子量が大きく、フードアレルギーを起こしやすいのです。

ちなみに、アレルギー検査では「卵白」と「卵黄」を別々にチェックするのですが、一方が陽性で、他方が陰性というケースはほとんどなく、卵白と卵黄は似た反応を示します。子どもに多い即時型フードアレルギーでは、食後すぐに蕁麻疹やアトピー性皮膚炎が現れるので原因がわかりますが、遅延型フードアレルギーは症状が出るのは6～12時間後で症状もさまざまなので気づかないことがあります。アレルギー検査をすればトリガーフードか否かがわかりますが、それまでよく摂っていた卵を除去した食事を2週間続けてみて、悪かった体調が改善するようなら卵が原因だったと自己診断する方法もあります。

小麦粉

小麦粉が遅延型フードアレルギーの原因になる人は少なくありません。小麦に含まれるグルテンというタンパク質がアレルギーを起こすのです。品種によって違いますが、小麦粉には6～15%のグルテンが含まれ、水を加えることで、粘弾性をもたらします。グルテンが多いと強力粉、グルテンが少ないと薄力粉と呼ばれますが、その特質を利用してパンやうどんがつくられます。

しかし、小麦粉は穀類といっても意外にタンパク質を多く含んでいるのです。このタンパク質を消化管で最小単位のアミノ酸まで分解できないとアレルギーを起こすことになります。

小麦粉を使った食品は多く、パン類、麺類、菓子類（クッキー、ケーキ、ドーナツなど）のほかにも、餃子、ピザ、たこ焼き、お好み焼き、さらに日本蕎麦《そば》（つなぎに入っている）、麩《ふ》（グルテン100%）にも使われています。

【症例】アトピー性皮膚炎（四肢《しし》関節部《かんせつ》）

浩史《ひろし》くん（仮名・男子・11歳）は、小学校に入学した頃からアトピー性皮膚炎が出るようになりました。腕や脚の関節が湿疹で赤く腫れ、かゆみを伴うためにかくと、湿疹はさらに膨れあがります。乳幼児のときにアトピー性皮膚炎が出ることが多いのですが、この年齢になって発症するのは珍しいことです。皮膚科に通院していましたが、良くなるどころか年々悪化していきました。

たまたま浩史くんのお母さんが私の妻と知り合いで、一度フードアレルギー検査をしてみたらということで私のクリニックに来院しました。検査をすると見事なものでした。乳製品（牛乳、チーズなど）と卵は最高レベルの陽性で、小麦グルテンと小麦全粒粉も強陽性だったのです。

実は浩史くんのお父さんはイタリア料理店のオーナーシェフで、浩史くんには子どもの頃からチーズやパスタ、ピザなどのイタリア料理を食べさせていたそうです。そうした料理に使われる食材が検査結果に表れたのです。

付き添ってきたご両親に私は宣告しました。

■【症例】アトピー性皮膚炎（四肢関節部）

浩史くん（男子・11歳）

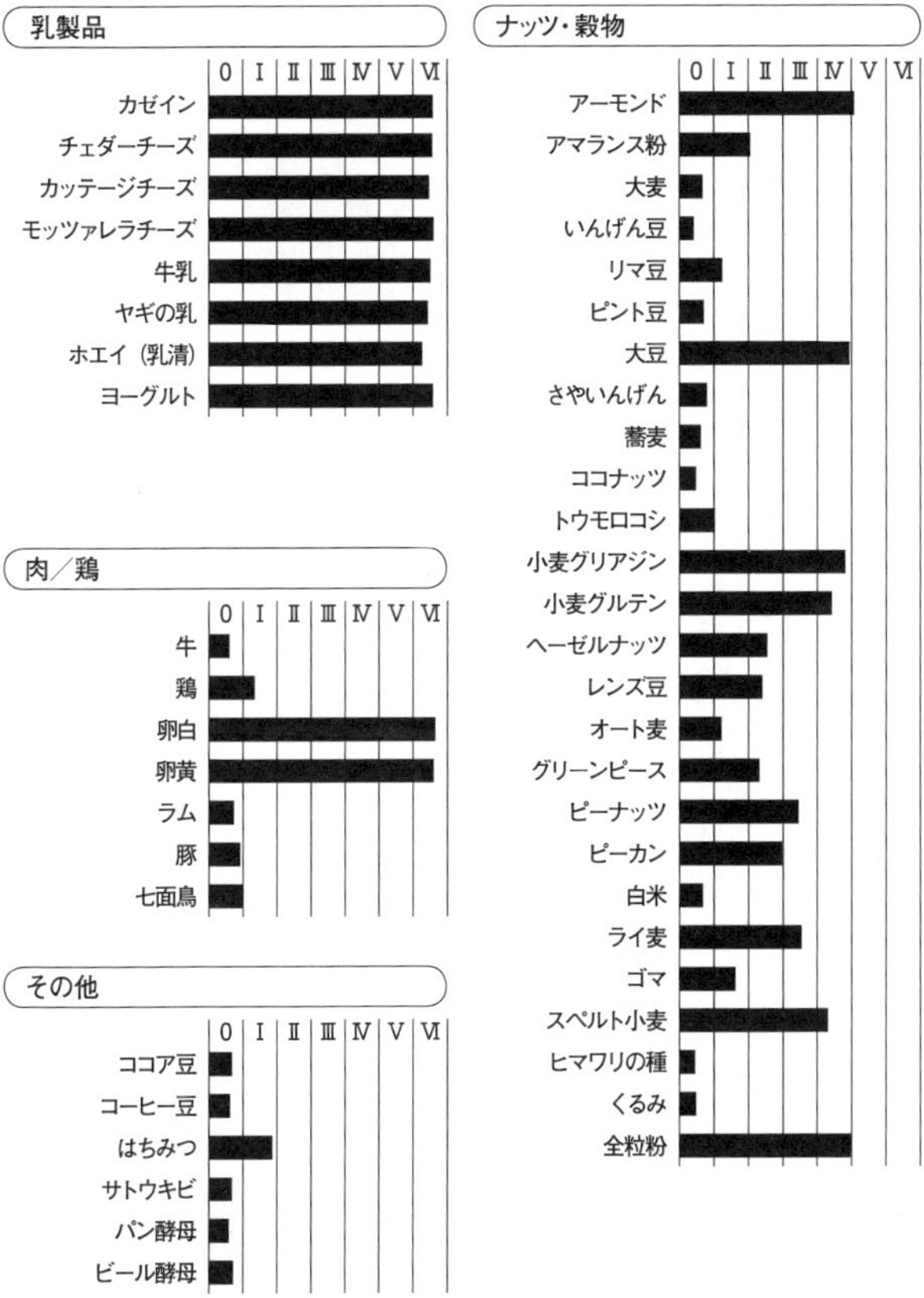

0	Ⅰ	Ⅱ	Ⅲ	Ⅳ	Ⅴ	Ⅵ
無反応	非常に低い	低い	中程度	高い	非常に高い	極めて高い

「お子さんに美味しいものを食べさせたい気持ちはわかります。お父さんはイタリアンシェフとして高い評価を得ているので、お子さんに腕によりをかけて振る舞うのでしょう。しかし、食べさせ過ぎたように思います。お子さんの許容量をはるかに超えています。今後、乳製品と卵、小麦粉を使った料理は食べさせないでください。それを半年間続けて、お子さんの様子を見ましょう」

除去食を始めて6ヵ月ほどでアトピー性皮膚炎はすっかり消えました。その後はときどきお父さんがつくったパスタを食べているようですが、幸い症状が再発することはありません。

なおお子どものフードアレルギーはメンタル面の症状が出ることが少なくないのですが、浩史くんはメンタル的なトラブルもありませんでした。

小麦粉にアレルギーがある人は、米粉でつくったパン、麺（ビーフン、フォー）、団子、ライスペーパーなどを小麦製品の代用とすることができます。

ちなみに、食品ではありませんが、ある石鹸メーカーの石鹸を使っていた人が小麦アレルギーを発症し、メーカーが製品を回収したことがありました。顔や目のまわりがかぶれるといった皮膚症状だけでなく、全身のかゆみや呼吸困難を起こしたり、血圧が低下したり、中にはアナフィラキシーショックを起こして一時意識不明になった人もいるそうです。原因は特殊な「加水分解コムギ」という小麦を加水分解した成分を原料に使っていたからです。加水分解コムギは化粧品などで広く使われていますが、この石鹸に使われていたのは他の製品より分子量が大きく、それが皮膚から体内に吸収されたときに免疫反応を誘導しやすかったからと考えられています。

砂糖

精製した砂糖はタンパク質をほとんど含んでいません。しかし、遅延型フードアレルギーを引き起こし、その証拠となる免疫グロブリンのＩｇＧが抗体反応を示すことがわかっています。

特定のタンパク質を分解しきれず、大きい粒子が腸壁で吸収できないために起こるのがフードアレルギーなのに、なぜタンパク質をほとんど含まない砂糖がトリガーフードになるのでしょうか。

その理由として考えられるのは、砂糖が他の食品のタンパク質と結合して分子量が大きくなるので吸収できなくなるのです。タンパク質の溶液に砂糖を入れると、タンパク質の分子が広がった後、砂糖が結びついてタンパク質の分子が再結合するのを防ぐため、熱を加えても凝固が遅れ、凝固しても軟らかく弾力性があります。

その性質を利用したのが卵焼きで、溶いた卵にたっぷりの砂糖を加えるとふっくらと軟らかく仕上がります。スポンジケーキをつくるのに泡立てた卵白と砂糖（メレンゲ）を加えるのも同じ理由で、砂糖は卵白を加熱したときに凝固を遅らせ、軟らかさを保つ働きがあるのです。

美味しい食品の助けになる砂糖ですが、それでアレルギーを発症する人にとっては大敵です。砂糖に代わってハチミツ、メープルシロップ、ステビアなどを使う必要があります。

バナナ、キウイ、パイナップル

スイーツやスナック菓子より、生の果物のほうが体に良いというので、バナナ、キウイ、パイナップルを毎日のように食べている人がいますが、それがトリガーフードになって遅延型フードアレルギーを起こす人がいます。

これらに共通するのは、南方の国々から輸入するフルーツで、価格がリーズナブル、しかも旬に関係なく一年中手に入ることです。それで過剰に摂取して、アレルギーを起こすのです。

【症例】頬部湿疹、ホウレイ線の赤み

聡子《さとこ》さん（仮名・女性・65歳）は頬の湿疹と、鼻の両脇から口元にかけてできるホウレイ線の赤みに悩んでいました。皮膚科に通っても良くならないので、私のクリニックを訪れました。

検査結果は興味深いものでした。多くの人が出る乳製品や卵、小麦は陰性だったのですが、フルーツの項目のうちのバナナ、キウイ、パイナップルに強く反応したのです。

話を聞くと、とにかく果物が好きで食事代わりに果物だけですませることもあるそうです。聡子さんは果物であればなんでも食べているそうですが、20項目近いフルーツの中で反応が出たのは3項目だったことには理由があります。

バナナ、キウイ、パイナップルといった南から来るフルーツは一年中食べられるからです。途切れることなく毎日のように食べていると過剰摂取になってアレルギーを起こしてしまいます。

■【症例】頬部湿疹、ホウレイ線の赤み

聡子さん（女性・65 歳）

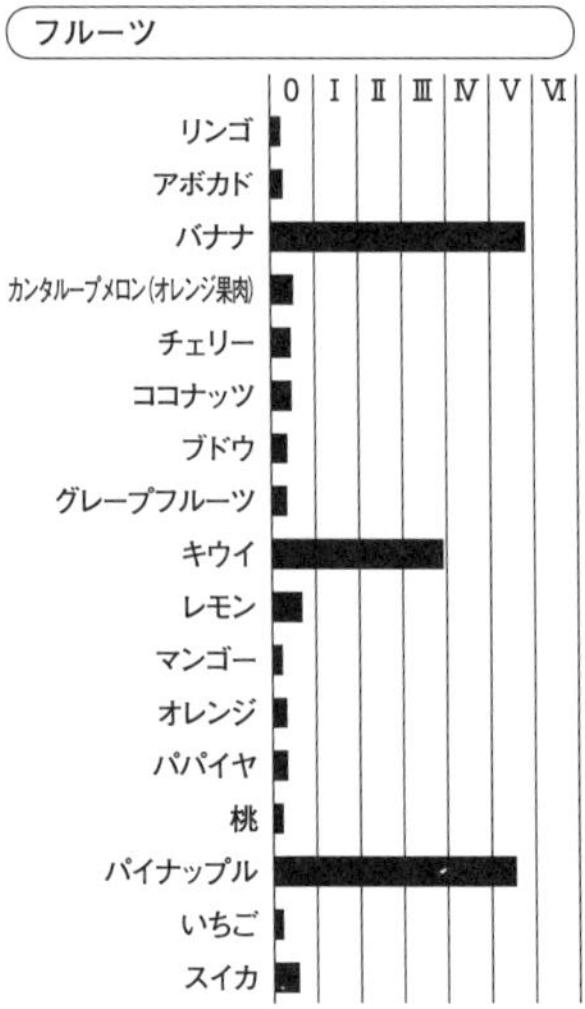

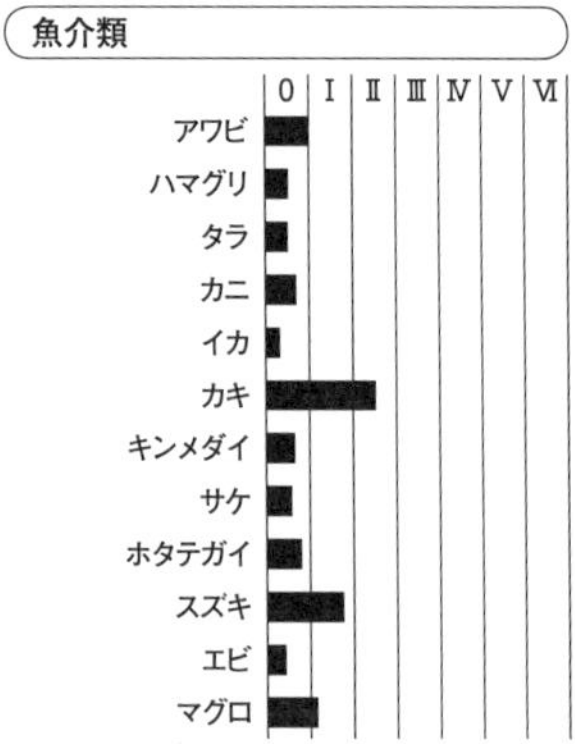

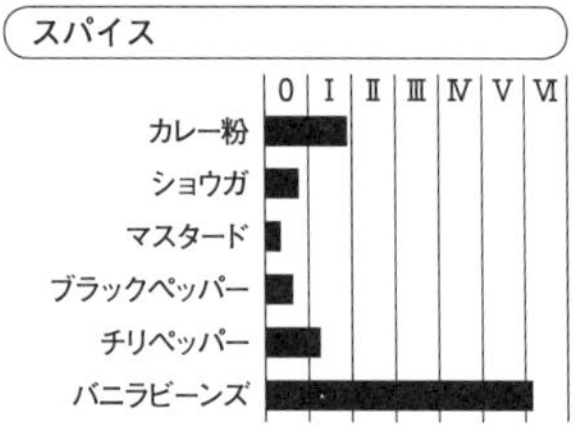

0	Ⅰ	Ⅱ	Ⅲ	Ⅳ	Ⅴ	Ⅵ
無反応	非常に低い	低い	中程度	高い	非常に高い	極めて高い

聡子さんは、リンゴ、ブドウ、サクランボ、スイカなども食べているのですが、それらは旬があるので、スーパーに出回らなくなると必然的に食べなくなります。

旬のある果物でもフードアレルギーになることがあります。たとえば、サクランボが出回る季節に、待っていましたとばかりに大量に食べると、体内にサクランボの抗体ができてアレルギーを発症します。そのときフードアレルギー検査をすれば、振り切れるほど高い数値を示すはずです。ところが、旬が過ぎれば半年以上食べないので、体内の抗体は消えてなくなります。聡子さんには、バナナ、キウイ、パイナップルを我慢してもらいましたが、ほかのフルーツに関しては旬の時期だけなら食べても良いとお伝えしました。半年後には頬の湿疹もホウレイ線の赤みも消えて、すっかり良くなりました。

最近はダイエットを兼ねて、朝食にスムージーを摂る女性が増えています。果物や野菜を冷凍庫で凍らせ、それらを牛乳やジュースなどと一緒にミキサーに入れてつくるのです。好みでハチミツやガムシロップを加える人もいます。いくら体に良いといっても、同じ食材を毎日摂っていると過剰摂取になり、アレルギーを起こしてしまいます。

カキ、アワビ、エビ

魚介類は即時型フードアレルギーの原因になるものが少なくありません。エビ、カニ、サバ、サケ、アワビ、イクラなどが主なトリガーフードとして知られています。しかし、即時型は子どもに多く、大人になると次第に減ってきます。

一方、遅延型フードアレルギーを起こす魚介類は少ないのですが、その中で圧倒的に多いのがカキ（オイスター）です。カキは季節があるので日常的に食べることはありませんが、カキが原料のオイスターソースが原因でしょう。中華料理では、餃子、焼きそば、八宝菜、酢豚など、なんでもかんでも下味に使っています。中華料理以外でもオイスターソースは調味料として重宝されています。カキそのものを食べなくても、オイスターソースでカキを摂取していることになるのです。

カキの次にトリガーフードになるのがアワビです。アワビは高価な食材で、めったに食べるものではありません。なぜアワビでアレルギーを起こすのでしょうか。アワビのタンパク質が強いということもありますが、一枚貝のアワビはサザエやツブ貝など巻貝の仲間です。それでサザエやツブ貝などを食べていると、アワビの抗体として反応するのだと思います。

同じ貝でも、アサリ、シジミ、ハマグリ、ホタテといった二枚貝に反応する人は少ないです。味噌汁にシジミを入れたり、アサリを使ったスパゲティーのボンゴレなどはお馴染みです。昔から日本人が二枚貝を常食していたことに関係があるのかもしれません。私たちの消化管が二枚貝に適応して、十分に消化できるのでしょう。

女性はエビに反応する人が多いです。エビがトリガーフードだった女性は、食べてから半日くらいたつと鼻水が出て止まらなかったといいます。エビを使ったピザ、エビチリ、マヨネーズを和えたエビマヨ、シュリンプカクテル、トムヤムクンなどのタイ料理にもエビは欠かせない食材です。肉に比べてヘルシーということもあるのでしょうが、それがアレルギーを起こすことがあるのです。

香辛料

香辛料でトリガーフードになることが多いのがショウガです。ショウガは体を温める作用があるため、冷え性で悩んでいる女性がよく摂る食材です。また、体温を上げると免疫力がアップするという健康本がショウガブームを巻き起こしました。

女性たちはジンジャー・ティーを愛飲し、大手食品メーカーはショウガを使った商品をシリーズ化して、スープ、お菓子、デザート、リキュールなどを売り出したほどです。たまに摂るくらいならアレルギーを起こすことはないでしょうが、毎日のように過剰摂取すると抗体ができてトリガーフードになってしまうこともあるのです。

50代のご夫婦が揃って遅延型フードアレルギー検査を受けに来たことがあります。検査結果は、奥さんのほうがショウガに強陽性が出てしまいました。自営業で朝から晩まで一緒に過ごし、夫婦ともショウガが好きで朝、昼、晩の食事には必ず出していたそうです。同じようにショウガを常食していながら、奥さんは強陽性、ご主人は陰性という結果だったのです。当然、奥さんにはショウガを除去するよう申し渡しましたが、ご主人にはその必要がないことを伝えました。

その後日談ですが、それまで奥さんが家で新ショウガの甘酢漬けをつくっていたのに、パッタリやめてしまいました。せっかくつくっても、ご主人だけが美味しそうに食べるのを見るのが嫌だったのでしょう。それでご主人は外でショウガを食べるようになったそうです。

夫婦揃って検査を受けに来たケースは何組かあって、同じ食品が陽性になると、「良かったね、お互いに食べられなくなって」などと喜んでいます。ところが、奥さんだけに陽性が出て、ご主人のほうは出ないと、もうその食品は自宅で食べられなくなってしまいます。食生活では圧倒的に奥さんのほうが立場が強いので、ご主人は食べたくても我慢するしかないようです。

香辛料では赤トウガラシに反応が出る女性も少なくありません。反応が出た女性に話を聞くと、辛いものが大好きで自分専用の「一味唐辛子」を持ち歩いて外食でも使っているそうです。それがトリガーフードになっているのですから、しばらく我慢してもらいました。

バニラビーンズがトリガーフードになっている女性もけっこういます。バニラビーンズは非常に高価なため、木材成分のリグニンを発酵させるなど人工バニラを使うことも多いようですが、バニラビーンズと成分が似ているため人工バニラにも反応するのでしょう。特有の甘い香りはアイスクリーム、プリン、ケーキなどの食品以外に、アロマオイル、キャンドル、入浴剤などにも使われています。

バニラの香料を使った食品を摂っていないのに、バニラビーンズに反応した女性がいました。話をよく聞いてみると別荘の玄関やリビングでバニラの香りのアロマオイルを焚いていたそうです。家の中に大好きなバニラの香りを充満させて楽しんでいたというのです。食品として摂らなくても、鼻の粘膜や皮膚から吸収して体内に入ってしまうのです。

ピーナッツ、アーモンド

ピーナッツやアーモンドなどのナッツ類もトリガーフードとなることがよくあります。とくにピーナッツは即時型アレルギーを引き起こすことが多いので、最近は飛行機に乗ると出てくるおやつからピーナッツが除去され、代わってアーモンドやカシューナッツが入っています。

ピーナッツはアレルギーの中でも強い症状が出ることで知られていて、アメリカではピーナッツが原因のアナフィラキシーショックで年間２００人前後が死亡しているそうです。２００５年には、ピーナッツに重度のアレルギーを持っている少女がショック症状を起こして亡くなりました。日頃から用心してピーナッツは口にしなかったのですが、ボーイフレンドがピーナッツバターのサンドイッチを食べた後で彼女とキスをしたため、ピーナッツの成分が体内に入ってアナフィラキシーショックを起こしたのです。それ以来、ピーナッツアレルギーが注目を浴び、商品への表示義務も厳しくなりました。

即時型で出れば原因食品は容易にわかりますが、遅延型の場合は食後6～12時間後に症状が出るのですから、因果関係に気づかないこともあります。またピーナッツバターや殻つきの落花生として食べるだけでなく、油脂成分が多いことから搾ってピーナッツオイルにしたり、サラダ油、マーガリンに混ぜられていることがあります。

日本でもピーナッツはアレルギー物質を含む食品として食品衛生法施行規則で原材料表示が義務付けられています。表示は「落花生」なので、加工食品の原材料名を確認してみてください。

大豆

大豆はタンパク質を多く含むため、肉食の習慣が少なかった日本ではよく食べられてきました。乾燥した大豆100グラム当たりタンパク質は35グラム含まれますが、これは豚ロース肉200グラムに相当します。加工して豆腐、油揚げ、納豆、豆乳にしたり、発酵させて味噌、醤油などの調味料に使われるので、大豆と意識せずに摂っている人も多いでしょう。

その大豆のタンパク質に含まれている大豆イソフラボンは、女性ホルモンと構造が似ていて、女性ホルモン作用があることから、骨粗鬆症《こつそしょうしょう》や更年期障害を軽減したり、動脈硬化や心臓病、乳がん、前立腺がんを予防する効果があることが知られています。

欧米でも大豆の健康効果が注目され、豆腐や豆乳として摂取するだけでなく、ハンバーグやソーセージ、ドレッシングに添加されたり、朝食用シリアルとして食べられています。

しかし、大豆の消費量が急増した欧米では大豆にフードアレルギーを起こす人が増え、ピーナッツと同じようなアナフィラキシーショックを起こすことが報告されています。日本には遺伝子組み換え大豆はほとんど入ってきませんが、遺伝子組み換え大豆のほうがアレルギーを起こしやすいことが指摘されています。

【症例】慢性疲労感、四肢《しし》湿疹

真佐子《まさこ》さん（仮名・女性・41歳）は腕や脚の湿疹と慢性疲労感で私のクリニックに来院しました。フードアレルギー検査の結果は、乳製品と卵に強陽性反応が出たのは予想通りでしたが、大豆にも強陽性反応が出ました。大豆の強陽性は日本人にとても珍しいのです。昔から豆腐、納豆、味噌、醤油など大豆製品を食べていたので、体が大豆に慣れていることもあるのでしょう。

真佐子さんはなぜ大豆に強陽性が出たのだろうと思い、どのような食生活なのか聞きました。すると、真佐子さんは毎日のように豆腐、油揚げ、納豆や煮豆で大豆を食べていて、「この体の半分は大豆でできているようなものです」と笑います。真佐子さんがいうには、自分には子宮筋腫があって、大豆製品が子宮筋腫を小さくしてくれるという話を聞いたので、それ以来、積極的に摂っているそうです。

前述したように大豆イソフラボンは女性ホルモンの類似物質で、体内に入ると女性ホルモンと同じ働きをすることが知られています。子宮筋腫も女性ホルモンが関係しているようですが、大豆イソフラボンの女性ホルモン作用が子宮筋腫を小さくするという説もあれば、逆に女性ホルモン過多で子宮筋腫になるのだから大豆製品は避けるべきという説もあります。

それはさておき、真佐子さんは大豆製品の摂取過多による遅延型フードアレルギーです。健康になろうと思って一生懸命に摂っていた食品で湿疹や慢性疲労感といったアレルギー反応を起こしてしまったのです。

私は真佐子さんに乳製品と卵、それに意識的に摂っていた大豆製品を半年間は摂ることを禁じました。大豆製品を抜いた食生活は日本人に厳しいかもしれませんが、真佐子さ

■【症例】慢性疲労感、四肢湿疹（子宮筋腫を持つ）

真佐子さん（女性・41歳）

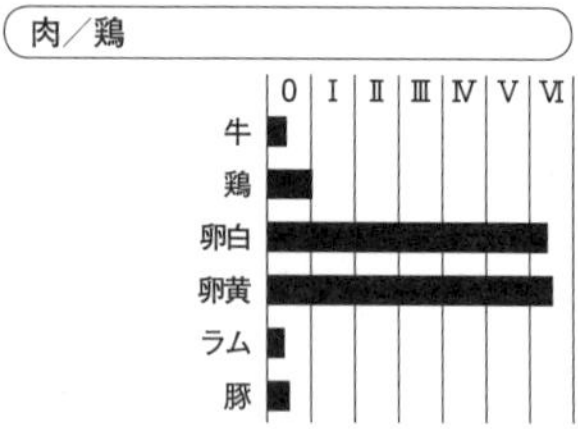

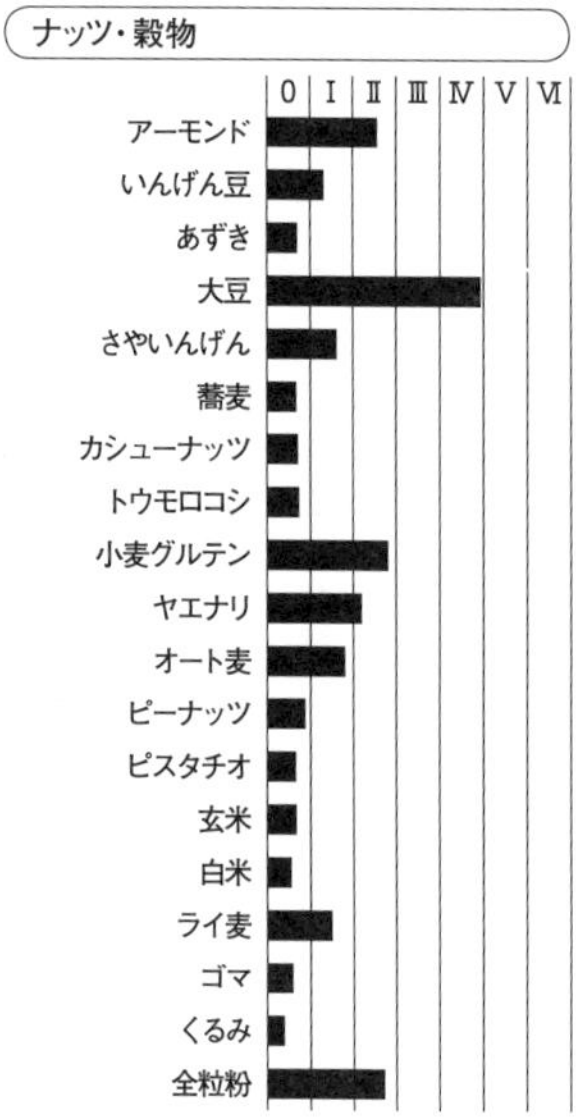

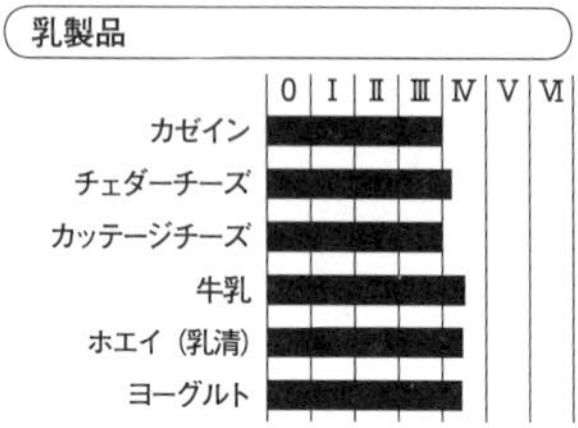

0	Ⅰ	Ⅱ	Ⅲ	Ⅳ	Ⅴ	Ⅵ
無反応	非常に低い	低い	中程度	高い	非常に高い	極めて高い

んは除去食を半年間続けた結果、腕や脚の湿疹が消え、慢性疲労感も取れました。子宮筋腫は婦人科で定期的に診てもらっているそうですが、大きくなることもなく小康状態を保っているようです。

日本人の食生活はさまざまな大豆製品を取り入れているので、大豆製品にアレルギー反応が出る人は除去食が難しいかもしれません。しかし、すべての大豆製品を除去しなくてもよいのです。納豆、枝豆、きな粉、湯葉、煮豆など、濃厚なものは避けるべきですが、十分に発酵してタンパク質が分解されている味噌と醤油、それに少量の豆腐なら摂っても大丈夫なのでご安心ください。

いんげん豆、ゴマ

いんげん豆といっても馴染みのない人が多いようです。甘く味を付けて煮た金時豆、うずら豆、虎豆、大福《おおふく》豆なら弁当などに入っているので食べた覚えがあるでしょうが、それらもいんげん豆の仲間です。

いんげん豆は乾燥して貯蔵しますが、乾燥重量の2割余りがタンパク質です。必須アミノ酸の一種のリシンも多く、リシンが不足している三大穀物（小麦、トウモロコシ、米）との食べ合わせも良いとされています。

日本ではいんげん豆は主に白餡《しろあん》の原料として使われています。そのため白餡を使った大福やどら焼き、生菓子など和菓子が好きな人にはトリガーフードになることがあります。

【症例】原因不明の嘔吐、慢性疲労感、偏頭痛

嘉子《よしこ》さん（仮名・女性・52歳）は9年間、原因不明の嘔吐と頭痛が続いていました。胃の内視鏡検査などさまざまな検査を繰り返しましたが、とくに異常はありませんでした。それでも症状を訴えるので、精神的なものではないかと心療内科を紹介されて行くと、うつ病と診断されたそうです。それで処方された向精神薬を飲んでいましたが、いっこうに良くならなかったそうです。

検査をすると、卵、砂糖、パン酵母、いんげん豆に強い陽性を示しました。いんげん豆に陽性がこれほど強く出るのは珍しいことです。

私は見当がつき尋ねました。

「和菓子をよく食べませんか？　とくに白餡を使ったものですが」

■【症例】原因不明の嘔吐、慢性疲労感、偏頭痛

嘉子さん（女性・52歳）

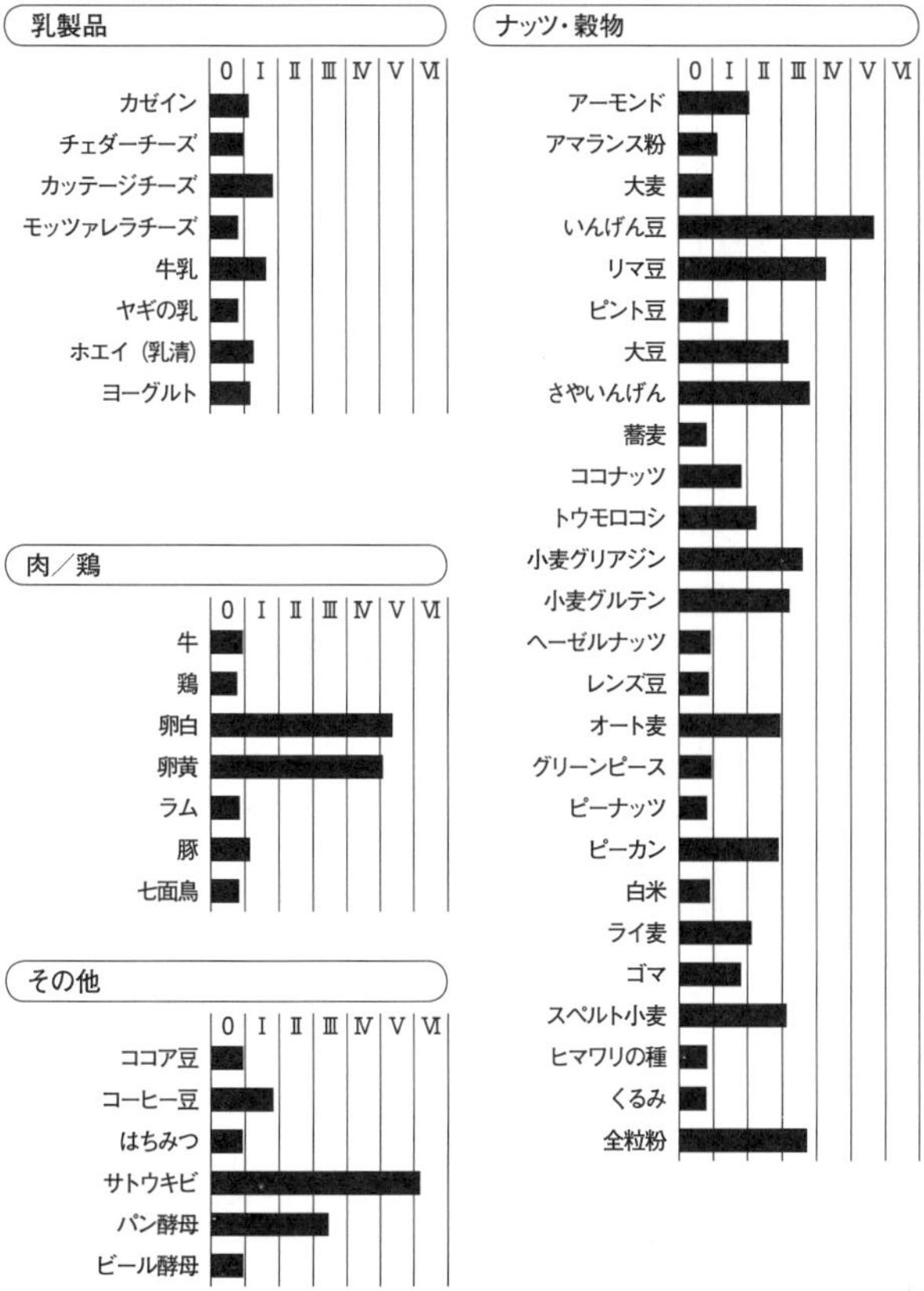

0	I	II	III	IV	V	VI
無反応	非常に低い	低い	中程度	高い	非常に高い	極めて高い

「ええ、その通りです。和菓子はなんでもよく食べますが、とりわけイチゴ大福や錬り切りなど白餡を使ったものが大好きです。それにしてもよくわかりますね」と驚いていました。「その白餡を使った和菓子が嘔吐や頭痛の原因になっているのかもしれません」と指摘すると、「そういえば、嘔吐する前には和菓子を食べていたような気がします」と答えます。

彼女は少なからずショックを受けたようです。自分が大好きな和菓子が、嘔吐と頭痛の原因だというのですから無理もありません。

その後、和菓子はもちろん、卵とパンも除去した食生活を送るようになると、嘔吐がおさまり、頭痛も消えました。半年たって再検査をすると、強陽性を示していた項目は陰性に変わっていました。そうなると、ときどきなら和菓子を食べても症状は出ません。今は週に1回、和菓子を1個だけ、愛《いと》おしむように食べているそうです。

種子つながりでいうと、ゴマに強く反応する人がいます。ゴマには抗酸化作用があり、老化の原因となる活性酸素を除去してくれることを期待して、ゴマ成分のサプリメントを常用している人も少なくありません。

食事ではゴマ団子、ゴマ油を使った天ぷら、ゴマ油を和えたきんぴら、ゴマ豆腐、炒りゴマを振りかけた玄米など摂る機会が多い食品です。老化防止効果を期待して摂取するのか、中高年の女性に検査で陽性が出ることが多く、中にはレベル6に達していた人もいました。

パン酵母

パンを膨らませるのは酵母です。酵母が発酵するときに出る炭酸ガスを利用して生地を膨らませるのです。酵母には天然酵母とドライイーストがあります。イーストは化学的につくり出した添加物と誤解している人が多いようですが、パンづくりに適した発酵力が強い微生物を工業的に純粋培養したもので、化学的につくり出しているものではありません。

このドライイーストがアレルギーを引き起こすことがあります。小麦粉にはアレルギーが出ない人でも、パンに含まれるドライイーストに反応する人がいるのです。一方の天然酵母は発酵力が弱いせいか、アレルギーが出る人はほとんどいません。

小麦粉でアレルギーを起こさない人なら、天然酵母のパンに切り替えるといいでしょう。フワフワの軟らかい食パンや菓子パンに比べると、天然酵母のパンは固かったり、ずっしりと重かったりしますが、食べ慣れると味わい深いものです。ほとんどの市販のドライイースト製のパンには乳化剤も入っているので、それが気になる人も天然酵母のパンを選択するようです。

キノコ、モヤシ、タケノコ、海藻

野菜類の中でアレルギーが一番出るのは、キノコです。それに海藻、モヤシ、タケノコが続きます。なぜこれらの野菜類がトリガーフードになりやすいのか、はっきりした理由はわかりませんが、おそらく食べる機会が多いからではないかと推測できます。

キノコやタケノコは本来、旬があってその季節限定でしたが、シイタケやシメジ、エノキダケなどはハウス栽培で年間を通して出荷されているし、タケノコも水煮にしたものなら年中売られています。海藻もモヤシも含めて、食物繊維が多い、カロリーが低い、比較的値段が安いということも共通しています。そんなわけで健康志向が高い人は食べる頻度も高いのでしょう。

しかし、いくら健康食だからといっても、同じものを摂り続けるのは消化管に負担がかかるので、体にとってよろしくないのです。

お酒

お酒でもアレルギーを起こすことがあります。ビールに使われているビール酵母、ワインに使われているブドウ、日本酒の原料になる米に反応する人は、それぞれのお酒がアレルギーを引き起こします。しかし、日本人でお米がトリガーフードになっている人は、極めてまれです。

一方、お酒の中でも蒸留酒に反応する人はほとんどいません。蒸留酒とは、アルコール（エタノール）の沸点が約78度、水の沸点が100度と差があることから、80度前後で加熱して蒸発したアルコールを集めてつくった酒で、アルコール濃度が高いのが特徴です。具体的には、焼酎、泡盛、ウイスキー、ウォッカ、ジン、ブランデーなどです。

私のクリニックに来院する人は健康志向が強いのか、お酒を飲まない人が多く、酒類にアレルギー反応を示す人は少ないのですが、ソムリエの人でブドウやチーズにアレルギーを起こす人がいました。ワインのテイスティングには、チーズを載せたクラッカーなどを食べるので、チーズにも反応するのでしょう。職業柄、ワインを口にしないことはできないので、せめてクラッカーにはチーズを載せず、プライベートではワイン以外のお酒を飲んでもらうことにしました。

意外な食品がトリガーフードに!?

好物がトリガーフードになっているケースが多いのは、それだけ頻繁に食べているからです。週に1回か2回くらいならトリガーフードにならずにすんだのでしょうが、過剰摂取がアレルギーを引き起こしてしまうのです。

【症例】頬、背中のニキビ、偏頭痛

フリー記者の春菜《はるな》さん（仮名・女性・30歳）が、頬と背中の慢性的なニキビ、偏頭痛で来院しました。フードアレルギー検査の結果は、小麦粉や乳製品など多くの人が反応する項目は比較的軽度だったのですが、サトウキビに強い陽性が出たのです。この項目が他の項目に比べて突出しているのは珍しいことです。

サトウキビと聞いただけではピンとこないかもしれません。項目はサトウキビですが、食品としては砂糖があてはまります。

「心当たりはありませんか？」と尋ねると、

「ひょっとしたら黒糖かもしれません」

話を聞くと、実家の奄美《あまみ》大島《おおしま》（鹿児島県）から毎月、黒糖が送られてくるので、おやつ代わりにポリポリ食べているそうです。春菜さんが食べていたのはサトウキビを搾った糖蜜を板状に固めた塊です。サトウキビに反応するということは、黒糖だけでなく、白砂糖やグラニュー糖がトリガーフードになるということです。

彼女には砂糖類を除去するようアドバイスしました。それで湿疹や偏頭痛が治るなら、ということで大好きな黒糖もスイーツも我慢して、3ヵ月後にはすっかり湿疹も偏頭痛も消えました。

ときにはトリガーフード探しに頭をひねる

■【症例】頬、背中のニキビ、偏頭痛

春菜さん（女性・30歳）

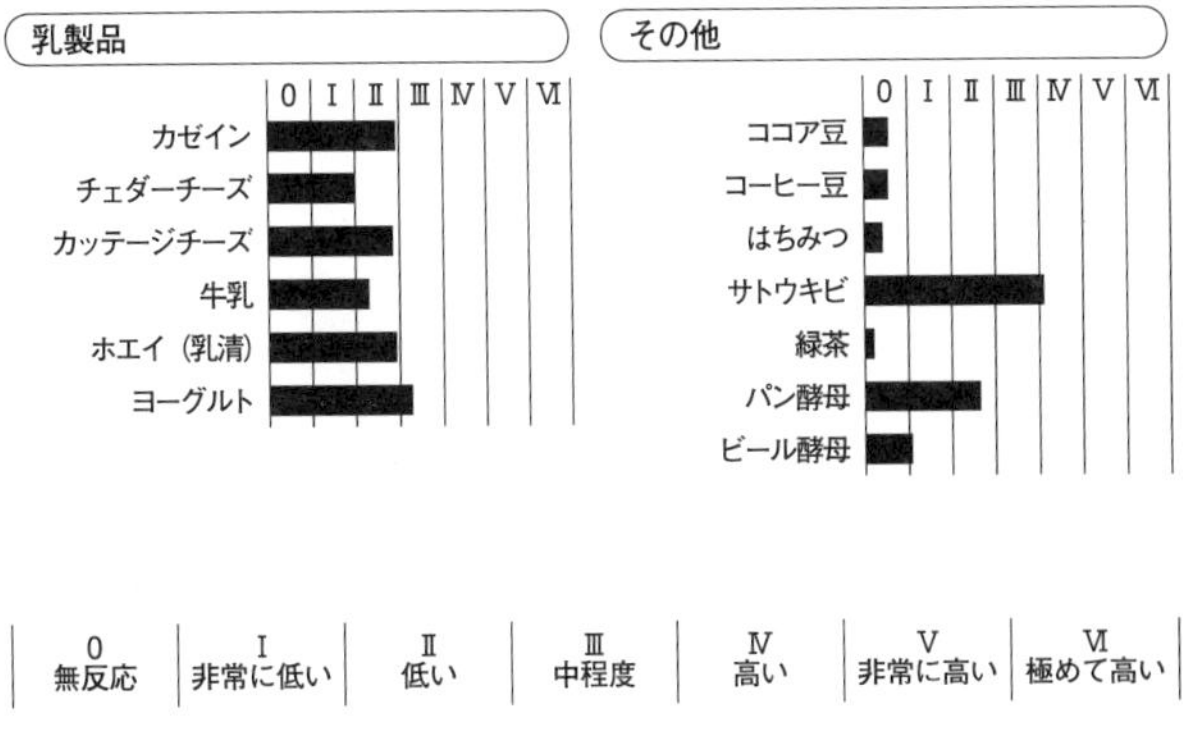

こともあります。

ハチミツに強陽性の反応が出た人がいます。普段の食生活をつぶさに思い返しても、ハチミツを摂る習慣はありません。朝食代わりに摂るグリーンスムージーにハチミツを入れる人もいるのですが、それもないそうです。

「この1週間、口に入れたものを思い出してみましょう」と、1日ずつ朝食から始めて間食も含め、口にしたものを一つずつあげてもらいました。すると、

「あっ、あれかもしれない」と思い当たったようです。

オフィスにはいつも「キャンディ」があって、毎日、2、3粒をなめているといいます。それが確か「ハチミツキャンディ」だったというのです。

主食やスイーツ類だけでなく、飴でもトリガーフードになる可能性があるのです。

アイスクリームは別枠？

フードアレルギー検査の結果、トリガーフードが判明すれば、それを除去した食事に切り替える必要があるのですが、嗜好品は別枠と考える人が少なくありません。

たとえば私が「乳製品も卵もダメです」といっているのに、「アイスクリームは食べて

もいいですよね」と聞いてくる人もいます。

「アイスクリームは牛乳を使っているので、除去する必要がありますよ」ときっぱりというと、悲しそうな顔をします。

アイスクリームが好きな女性は多く、お風呂から上がったり、食事の後に食べるのを楽しみにしている人が少なくありません。しかし、ダメなものはダメなのです。

嗜好品というのは、文字通り当人の大好物なのですから、いくらアレルギーの原因食品とわかっていても、諦めるのが難しいのでしょう。それが高じると依存症になって、アレルギー食品だとしても食べたくなるのかもしれません。

しかし体は正直ですから、隠れて食べてもアレルギーを発症します。これから乳製品の除去食を始めようというのに、アイスクリームを手放さなければ効果がありません。

アイスクリームだけはやめられないという人には、こんな代案を出します。

「では、アイスクリームの代わりに、アイスキャンディやかき氷、最近では豆乳アイスなどもあります。原材料名に『乳』と記載していなければＯＫです」

「ありがとうございます。それで我慢します」

嗜好品を除去するのが難しかったら、代替食を探してみてください。

第4章

子どもの遅延型フードアレルギーと親の役割

子どもから始まった遅延型フードアレルギーの研究

遅延型《ちえんがた》フードアレルギーの研究は、子どもたちが同じものを食べたのに、なぜアレルギーを発症する子と発症しない子がいるのかを調べることから始まりました。アメリカにはいろいろな民族がいます。ヨーロッパ系だけでなく、アフリカ系、アジア系、中東系、ヒスパニック系、ロシア系など、それぞれ遺伝子も食生活も違います。だから子どもたちが同じ食品を摂っても、ちゃんと消化吸収できる子とできない子が出てきます。

湿疹やかゆみといった皮膚症状や偏頭痛だけでなく、低身長、自閉症、注意欠陥多動性障害、学習障害、言語障害も遅延型フードアレルギーが関係している可能性が出てきたのです。

私のクリニックは成人を対象にしているので、お子さんを診ることはほとんどなく、紹介できるお子さんの症例もありません。しかし、子どもたちに対して遅延型フードアレルギーの検査を取り入れ、症例を発表している小児科医がいます。栃木県の高根沢町《たかねざわまち》で診療所（谷口医院）を開いている谷口洋子《たにぐちようこ》先生です。以下、谷口先生に対するインタビューという形で、子どもの遅延型フードアレルギーとご両親の役割について語っていただきます。

ステロイドを使わずにアトピーを改善させる

（上符） 谷口先生は遅延型フードアレルギーのお子さんに対する除去食に加えて、栄養療法に力を入れて成果をあげていますが、取り組むのにはどのようなきっかけがあったのでしょうか。

（谷口） ステロイドホルモンを使わずにアトピー性皮膚炎を治したいというのが、きっかけです。７年前に分子整合栄養医学に基づく栄養療法に出会って、学生時代に学んだ生化学や生理学を、さらに詳しく学び直して、臨床と結びつけて考えることができるようになりました。アトピー性皮膚炎に対する一般的な治療法、つまり表面の炎症を抑えるだけの治療では、根本的な解決にならないと感じていましたが、分子整合栄養医学に出会って、謎が解けたことが多く、まさに目からウロコが落ちる思いがしました。

なぜ、治りにくかったのか、なぜ、多くの子が溢乳《いつにゅう》（赤ちゃんが、母乳や粉ミルクを吐く生理現象。吐き戻し）や便秘などの消化器症状や、鼻づまりや風邪にかかりやすいなどの呼吸器症状、夜泣きが多い、ぐずり泣きが多いといった、親を悩ませるさまざまな症状を伴うのかなど、体質だからという一言で終わらせないで、なんとか解決できるように考える方法を学ばせていただきました。

分子整合栄養医学では、血液検査のデータに基づいて、不足している栄養素を推測するのですが、アトピー性皮膚炎の子は、さまざまな栄養素が不足していることが多いです。とくに、健康な皮膚を作り上げるために必要なタンパク質、亜鉛、鉄、ビタミンB群などです。成長期は、これらの栄養素の需要も高いのですが、需要に見合った栄養素が腸で吸収されていないと、皮膚や粘膜の質が低下します。

アトピー性皮膚炎の子どもたちの場合、これらの栄養素を食事のみから病態の改善に十分な量を吸収させることが難しいので、質の良いサプリメントで補給しました。

栄養療法を用いて治療に取り組んでいただいた子どもたちの改善速度がとても速いことをたくさんの母親の努力で実感させていただきました。アトピー性皮膚炎が改善するだけでなく、情緒が安定したり、学習の集中力が上がったり、風邪もひきにくくなったり、うれしい副産物もいろいろあります。

「アレルギーマーチ」といって、乳幼児期はアトピー性皮膚炎、次は喘息《ぜんそく》、アレルギー性鼻炎と場所を変えてアレルギー疾患が出てくることも高い確率であるのですが、このようなマーチの抑制にもなっていると感じています。

乳幼児期に重症のアトピー性皮膚炎であった子どもたちも、ステロイド軟膏を使わずに改善させることができると、のちのちはピカピカの皮脂がほどよく出ている肌になります。

この地に開業して26年になりますので、幼少時期に重症のアトピー性皮膚炎だった子が、成長後どのようになっているのかも診ています。町内の小学校の校医もしていますので、年に1回ある内科健診のときなどに、赤ちゃんのときに湿疹で肌がぐちゅぐちゅしながらも、ステロイド軟膏は使わずに苦労しながら治療した子どもが、ツルツルの健康的な皮膚に成長している様子を見ることもよくあります。地域に密着していますので、その後の経過を診ることができることは、大きな強みだと思っています。

遅延型フードアレルギーのことは、栄養療法のセミナーで学びました。栄養療法は、まだ一般的には知られていませんし、発展途上の治療法ですが、中心となって牽引《けんいん》している先生たちも、今までの方法に満足するのではなく、さらに勉強して、患者さんを良くする方法を摸索して学んでいます。遅延型フードアレルギー検査は、栄養療法を実践する医師の間で、実施することが多くなりつつあります。

血液検査データに基づいて栄養素を補給しても、なかなか検査値の改善が見られないとか、湿疹が改善しにくいことがあるのです。そこで、3年ほど前から遅延型フードアレルギー検査のお話をして、希望される患者さんには検査をしてみることにしました。亜鉛を飲んでも、検査値が改善しなかったアトピー性皮膚炎の患者さんたちは、多数の抗原に陽性反応がある傾向にあります。

栄養素を補うだけでは、不十分なこともあることに気がつきました。

ビタミンD不足が招く遅延型フードアレルギー

(上符) 私も栄養療法を取り入れていますが、遅延型フードアレルギーの除去食だけではなかなか良くならなかった患者さんに併用すると、みるみる改善しますね。

(谷口) 上符先生もご承知のように、たくさんの食品にアレルギー反応が出る人は、そもそも大事な栄養素が少ないのです。生後8ヵ月で母乳哺育だった赤ちゃん（症例1）ですが、重症のアトピー性皮膚炎が全身に見られました。遅延型の検査をすると、乳製品以外に、卵、フルーツ類、ナッツ類、穀物類、野菜類などと多くの食品に高反応が見られたのです。

母親の血液検査の結果に基づいてサプリメントを摂取していただき、低タンパクだった赤ちゃんにはアミノ酸のサプリメントをタンパク源として補給しました。除去食ができないくらい多数の抗原に陽性反応が出てしまったので、除去食はできる限りやることとして、インタールという食物アレルギーによるアトピー性皮膚炎に適応のあるお薬も使って、アレルギー反応が少なくなるようにしました。

インタールを使う医師は減りましたが、消化管において多量の抗原の血行への流入や免疫複合体の形成を阻止すると考えられていて、私の経験でも、たくさんの乳幼児で効果が実感できました。

前出の赤ちゃんは、3歳になるともう何も塗る必要のないきれいな肌になり、喘息もなく、風邪もあまりひかなくなったようです。遅延型フードアレルギー検査を再度実施してみると、多数の抗原は残っているにしろ、卵や乳製品など、低下している食品もありました。

アレルギーの原因であるタンパク質は、消化酵素の働きで十分に小さい分子であるアミノ酸にまで分解されて、吸収場所である小腸に流れていけば、問題は生じません。消化酵素が十分に出ていないと、未消化のままタンパク質が小腸に到達してしまいます。すると腸は、血液中への侵入を防ぐためにバリアを張りますが、赤ちゃんのようにうまくバリア

ナッツ・穀物

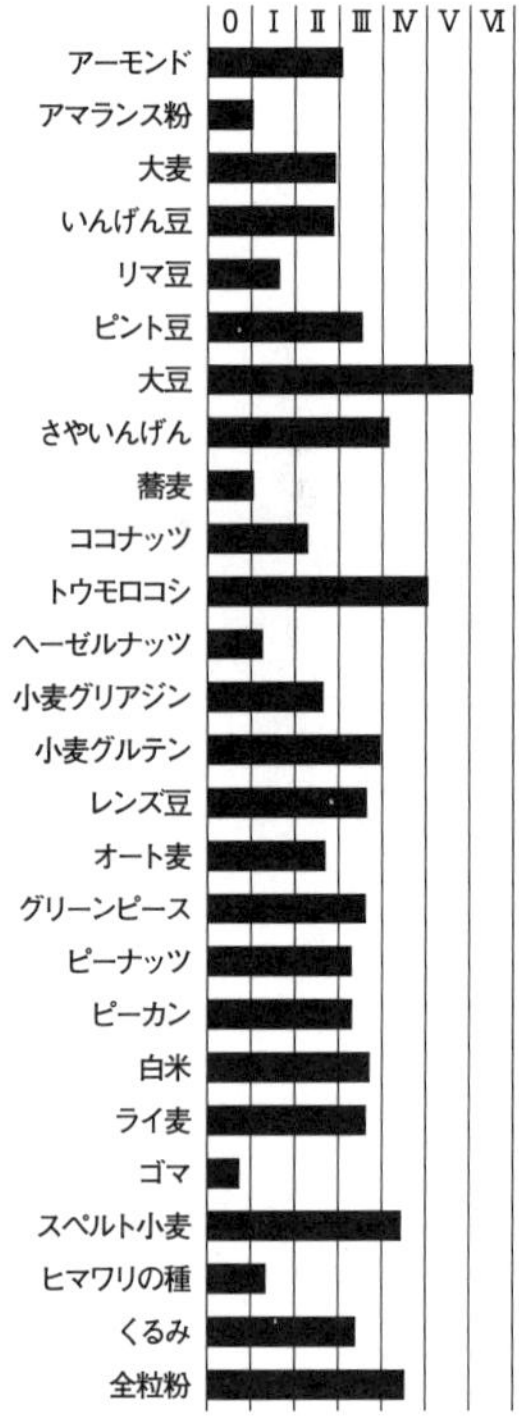
0
Ⅰ
Ⅱ
Ⅲ
Ⅳ
Ⅴ
Ⅵ
アーモンド
アマランス粉
大麦
いんげん豆
リマ豆
ピント豆
大豆
さやいんげん
蕎麦
ココナッツ
トウモロコシ
ヘーゼルナッツ
小麦グリアジン
小麦グルテン
レンズ豆
オート麦
グリーンピース
ピーナッツ
ピーカン
白米
ライ麦
ゴマ
スペルト小麦
ヒマワリの種
くるみ
全粒粉

野菜

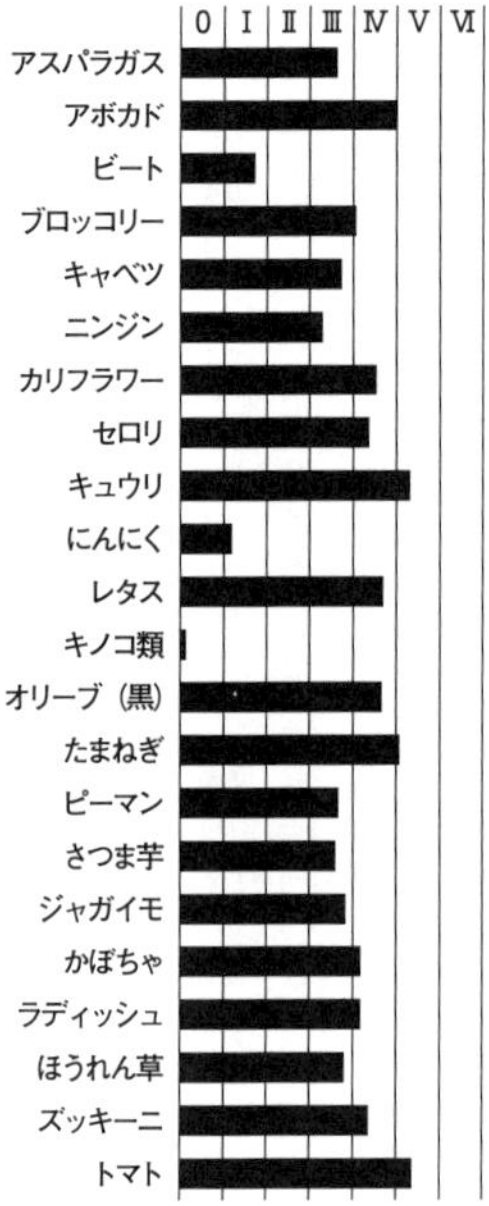
0
Ⅰ
Ⅱ
Ⅲ
Ⅳ
Ⅴ
Ⅵ
アスパラガス
アボカド
ビート
ブロッコリー
キャベツ
ニンジン
カリフラワー
セロリ
キュウリ
にんにく
レタス
キノコ類
オリーブ（黒）
たまねぎ
ピーマン
さつま芋
ジャガイモ
かぼちゃ
ラディッシュ
ほうれん草
ズッキーニ
トマト

※スタンダードフードパネルを使用

■症例１　アトピー性皮膚炎（母乳哺育）治療前

乳児（男・生後8ヵ月）

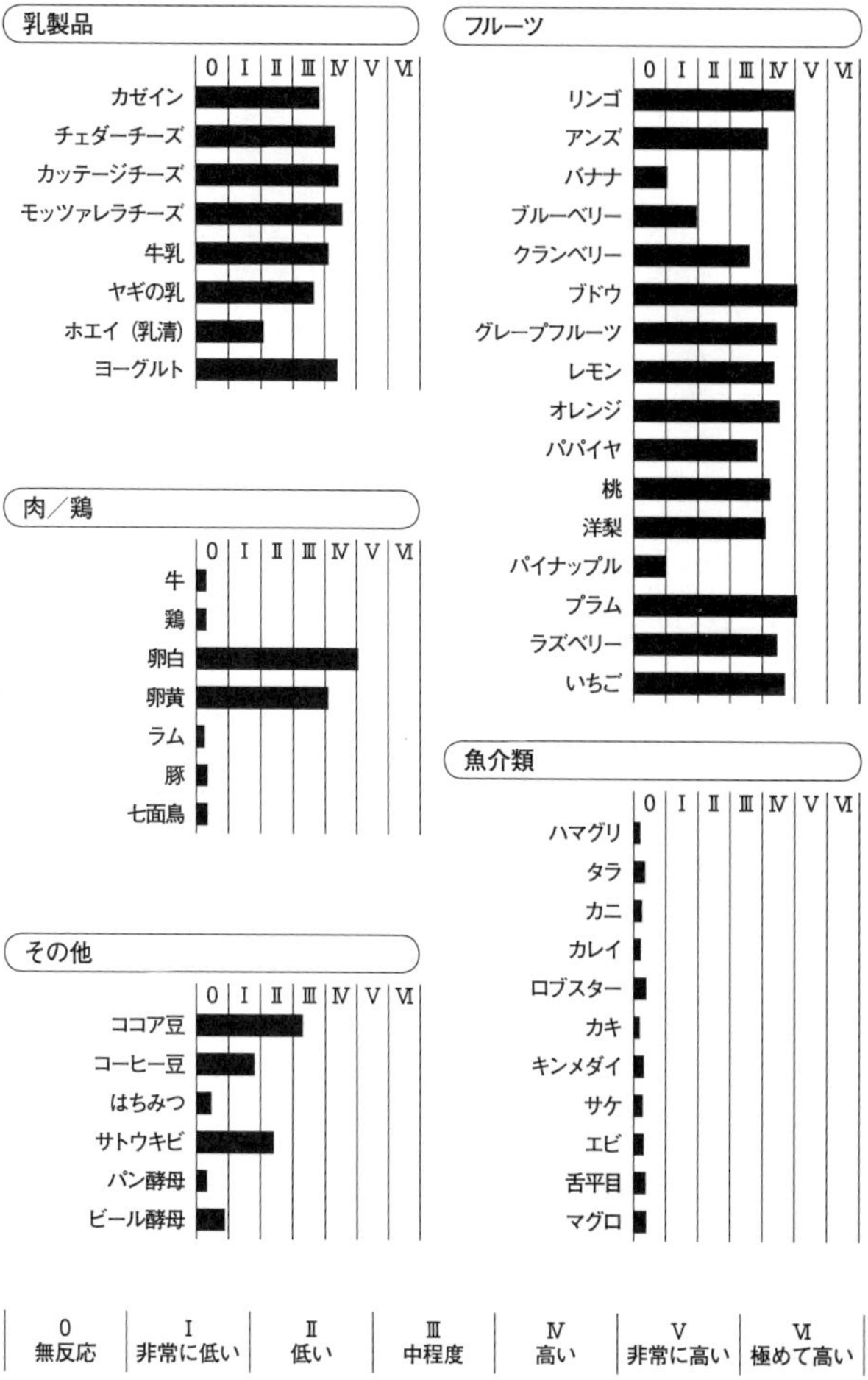
乳製品
0 I II III IV V VI
カゼイン
チェダーチーズ
カッテージチーズ
モッツァレラチーズ
牛乳
ヤギの乳
ホエイ（乳清）
ヨーグルト
肉／鶏
牛
鶏
卵白
卵黄
ラム
豚
七面鳥
その他
ココア豆
コーヒー豆
はちみつ
サトウキビ
パン酵母
ビール酵母
フルーツ
リンゴ
アンズ
バナナ
ブルーベリー
クランベリー
ブドウ
グレープフルーツ
レモン
オレンジ
パパイヤ
桃
洋梨
パイナップル
プラム
ラズベリー
いちご
魚介類
ハマグリ
タラ
カニ
カレイ
ロブスター
カキ
キンメダイ
サケ
エビ
舌平目
マグロ
0 無反応
I 非常に低い
II 低い
III 中程度
IV 高い
V 非常に高い
VI 極めて高い

ナッツ・穀物

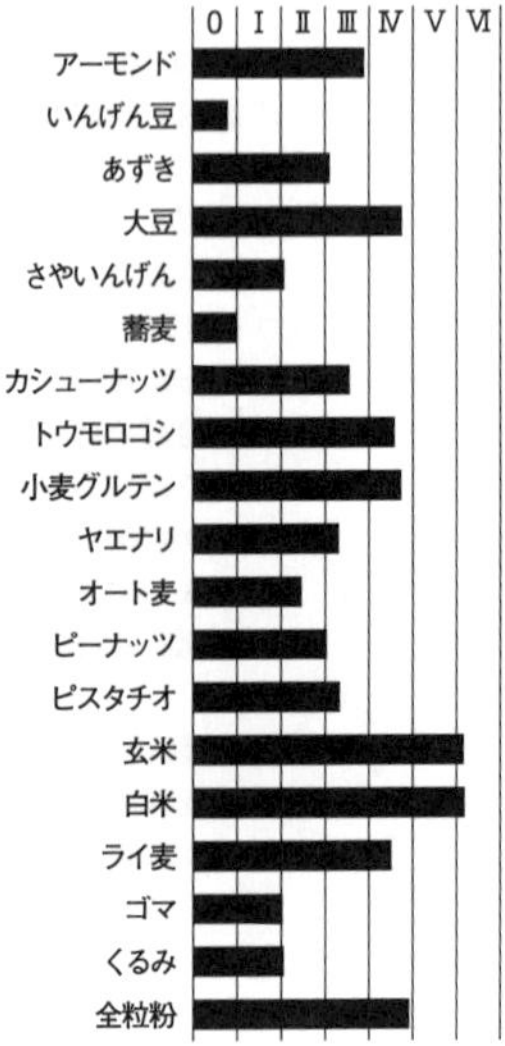

その他

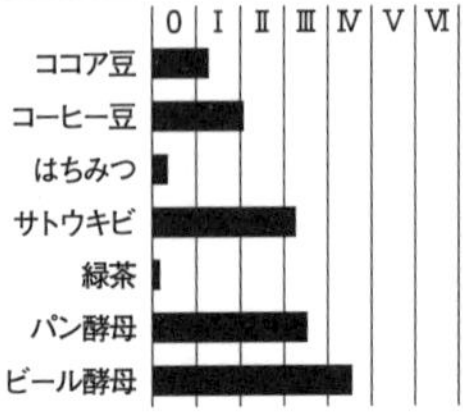

野菜

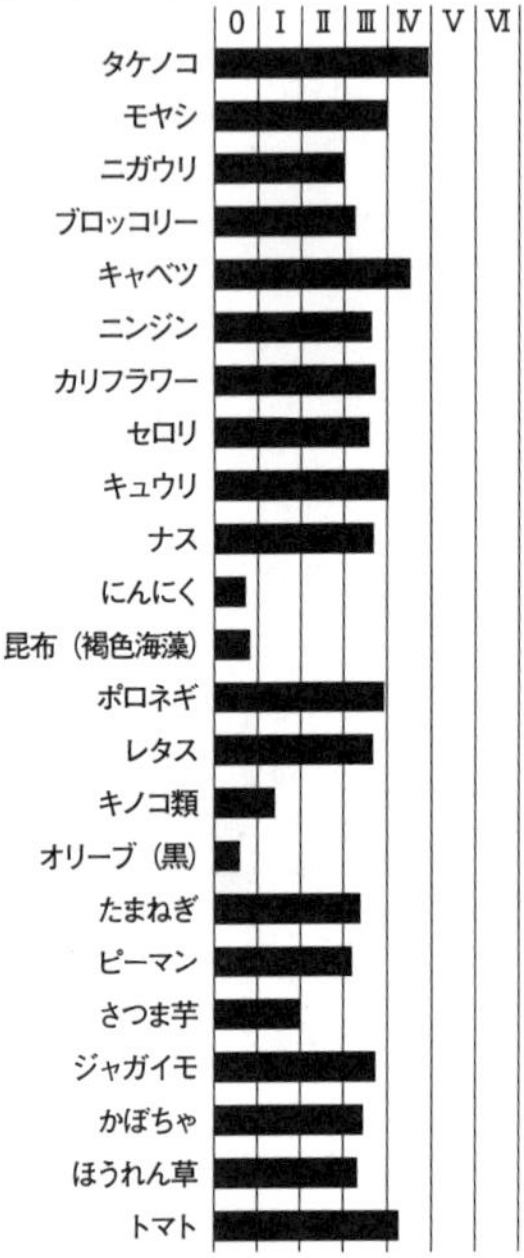

※ジャパニーズフードパネルを使用

■症例１　アトピー性皮膚炎（母乳哺育）治療後

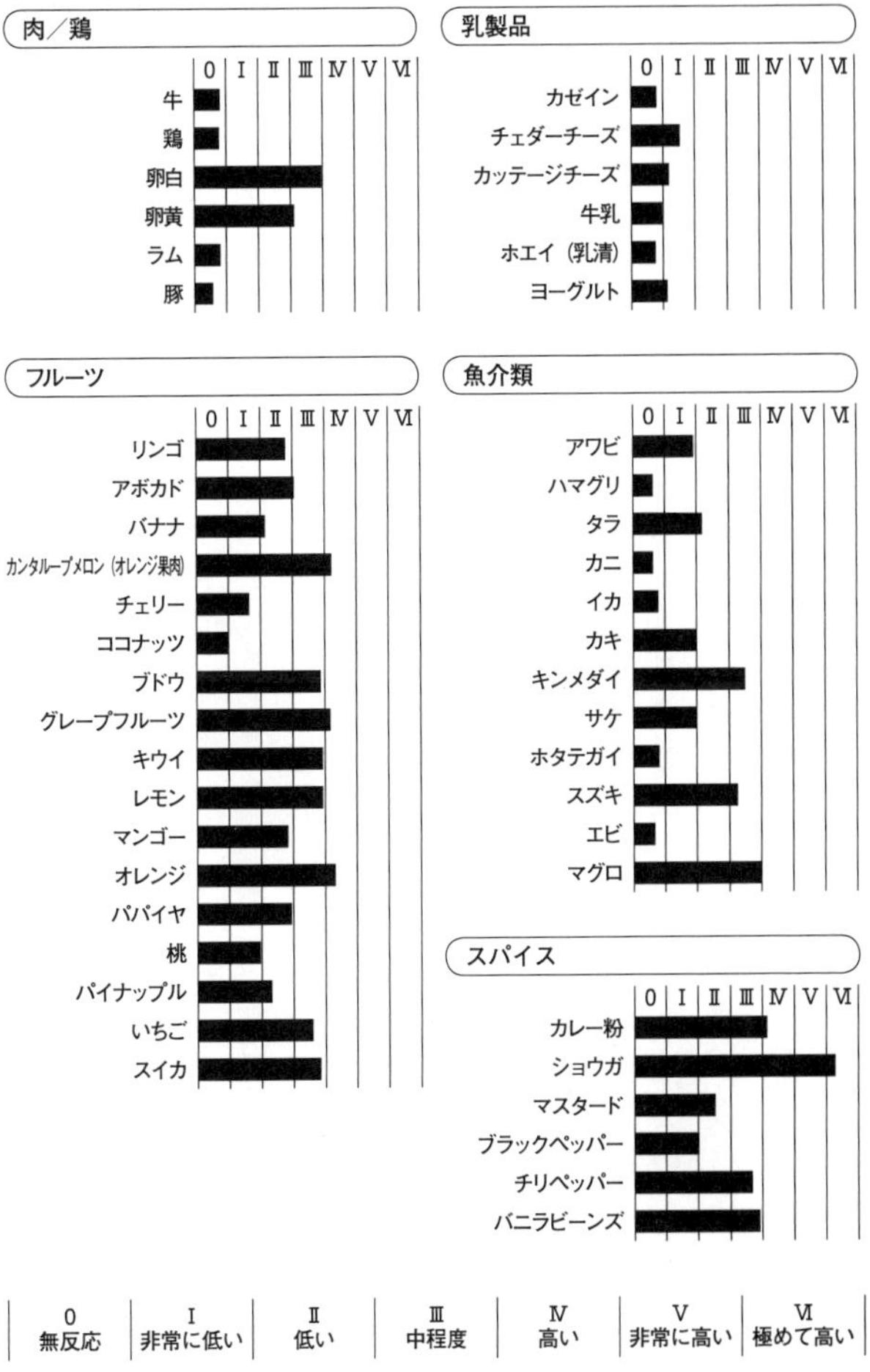
肉／鶏
牛
鶏
卵白
卵黄
ラム
豚
乳製品
カゼイン
チェダーチーズ
カッテージチーズ
牛乳
ホエイ（乳清）
ヨーグルト
フルーツ
リンゴ
アボカド
バナナ
カンタループメロン（オレンジ果肉）
チェリー
ココナッツ
ブドウ
グレープフルーツ
キウイ
レモン
マンゴー
オレンジ
パパイヤ
桃
パイナップル
いちご
スイカ
魚介類
アワビ
ハマグリ
タラ
カニ
イカ
カキ
キンメダイ
サケ
ホタテガイ
スズキ
エビ
マグロ
スパイス
カレー粉
ショウガ
マスタード
ブラックペッパー
チリペッパー
バニラビーンズ
0 無反応
Ⅰ 非常に低い
Ⅱ 低い
Ⅲ 中程度
Ⅳ 高い
Ⅴ 非常に高い
Ⅵ 極めて高い

を張れない場合、未消化のままのタンパク質が吸収されてしまい、アレルギー反応につながってしまうのです。

消化管の粘膜の問題と消化酵素の分泌力の関係や、タンパク質がある程度小さい分子に分解されないままでは胃の出口にある幽門筋《ゆうもんきん》が収縮してしまうことなど（溢乳の多い赤ちゃんの理由）、消化管の働きを分子整合栄養医学的に学びました。亜鉛や鉄は、細胞分裂が盛んなところでは需要が増えますので、3日くらいでターンオーバーするような消化管粘膜を丈夫にするには、とても大切な栄養素です。消化酵素が十分出なければ、未消化タンパク質が増えてしまいますので、アレルギー反応もおさまりません。湿疹を治すには、まず消化管の問題を解決しなければならないのだということです。

実は、未消化のタンパク質が小腸に到達してしまっても、アレルギー反応を起こさないようにするしくみも備わっているのです。抗原に対して免疫反応が起こらない状態で、免疫寛容といいます。腸の粘膜の中には、たくさんの免疫担当細胞が存在するのですが、その中でも、制御性Tリンパ球などが免疫寛容に関わっています。未熟なリンパ球が、制御性Tリンパ球に成長するためには、腸内環境が良いことや、ビタミンDやビタミンAなどが必要なことがわかってきました。

遅延型フードアレルギーが陽性だったケースで、ビタミンDも摂取してもらうことで、改善率が上がっていると実感していますので、これは免疫寛容の誘導につながっているのではないかと思っています。

ビタミンDは、魚などに多く含まれていますが、食品からだけでは十分な量は摂取できません。日光に当ると、皮膚が紫外線を受けて、コレステロールからビタミンDの材料がつくられます。最近の日本人女性は、美白ブームなどで日光を避けたり、紫外線をカットして日焼け止め効果の強い化粧品を使う方が多いようですね。実は日本人はビタミンD不足の人がとても多いのです。母乳哺育の赤ちゃんのほうが人工乳で育てた赤ちゃんよりビタミンD濃度が低かったという国内の論文もあります。

母乳は、母親の血液でできていますので、いかに女性のビタミンDが低いかわかるでしょう。実際、私の患者さんで、重症のアトピー性皮膚炎だった乳児は、母乳哺育の場合が多かったです。母親のビタミンDの血中濃度を測定して、欠乏している場合に天然型ビタミンDのサプリメントを母親由来で補給しますと、湿疹の改善も早くなっていると感じています。

骨粗鬆症などに使われるお薬のビタミンDは、活性型に近い形になっていて、肝臓で水酸化されるとすぐに作用するタイプですが、サプリメントの天然型ビタミンDは、必要に応じて肝臓や各細胞で活性化されます。生体の調節機能にまかせて、必要なときに必要な量だけ活性化されますので、過剰症の問題は生じにくいといわれています。摂取する場合は、血中濃度を、25(OH)ビタミンD（総ビタミンD量を反映する指標）濃度で測定しながら量を調節することが望ましいですね。

ビタミンDの血中濃度は、日本の検査会社の基準値では、だいたい10ng／mLから30ng／mL前後になっていますが、最近の国際的なビタミンDに関する研究では、30ng／mL以下は欠乏症であり、ガンや自己免疫疾患などさまざまな疾病《しっぺい》予防には、50ng／mLから80ng／mLぐらいが、至適値だろうと考えられるようになってきています。紫外線に十分当たっていない現代人は、不足しがちであることが、欧米では認知されていて、ビタミンD強化食品も市場に出ています。リンパ球の成熟分化など、免疫の調節に重要な役割がわかってきています。

私も、分子整合栄養医学を学ぶまではそうだったのですが、医師は、基準値が正常値だと思って判断していることが多いのではないかと思います。基準値は、検査会社が200人ほどの母集団を使って検査して、95％の人がその範囲に収まっているという意味です。そのため母集団の血中濃度が低いと、基準値は全体に低めになることになります。

亜鉛やフェリチン（貯蔵鉄）などの基準値も検査会社によるばらつきもありますし、本当ならば、フェリチンは、有経の女性と閉経後の女性を分けて考えなければなりません。亜鉛の基準下限値が、数年前までは、71μg/dLだったのに、最近は59μg/dLになっていますので、日本人全体の亜鉛の量が下がってきている可能性があると思います。

とにかく、血液検査のデータすべてにいえることですが、基準値内にあれば安心だとか、はずれていると大変だとか、単純に判断すべきではないでしょう。

重症のアトピー性皮膚炎の乳幼児や、成長しても治りにくいアトピー性皮膚炎の患者さんは、遅延型フードアレルギー検査をすると、多数の抗原が強陽性反応であることが多い傾向にあります。こういう場合は、リーキーガット症候群になっているのだといわれています。リーキーガット症候群とは、腸管粘膜細胞に穴があいた状態で、必要な栄養素が吸収されず、吸収してはいけない未消化タンパク質や重金属などが体内に侵入してしまいます。

フードアレルギーがあるから、リーキーガットになってしまうのか、リーキーガットがあるから、フードアレルギーになってしまうのかは、私にもわかりませんが、とにかく検査結果をふまえて、できる限り除去食によって腸粘膜での炎症を抑えて、さらに腸管粘膜細胞を健康な状態に改善できるような栄養素を補給していきます。栄養素が吸収できて、皮膚を作る材料を常時届けられる体にする必要があるのです。

「除去食」だけで蕁麻疹《じんましん》、喘息、睡眠障害が改善した例も

（上符） 谷口先生は、前述のような栄養療法との併用で遅延型フードアレルギーの検査を取り入れているとのことですが、トリガーフードの除去食だけで症状が改善した例をお教えください。

（谷口） 除去食をするだけで、症状がきれいに改善した例ももちろんあります。

慢性蕁麻疹と、たまに出る喘息で来院した6歳の女の子（症例2）ですが、約1年間、原因不明の蕁麻疹が繰り返し出現し、皮膚科で食物に対する即時型《そくじがた》フードアレルギー（IgE抗体）を検査して陰性だったため、食物は関係ないと診断されていました。知人からの情報で当院を受診し、さっそくIgG抗体検査を実施してみると、卵、乳製品、小麦などに高反応が出ました。家族や保育園の協力もあって、除去食を厳格に行ってくださいまし

た。半年後の遅延型フードアレルギーの再検査では、きれいに反応がおさまり、蕁麻疹だけでなく、喘息も出なくなっていました。

その後、少しずつ卵や牛乳、小麦も摂取していますが、症状の再発はないようです。ただ、学校で毎日出る給食の牛乳を飲まないようにしたり、検査で反応が高かった食物は4日に一度と抑えて食べるなど気をつけているようですね。

女児の睡眠の質も良くなったことを、お母様が教えてくださいました。遅延型フードアレルギーがおさまったことで、脳に必要な栄養素の吸収が良くなったからではと推測しています。

子どもの睡眠障害は、夜泣き、夜中に目覚めて遊ぶ、寝返りが多い、悪夢、夢遊病、夜《や》驚症《きょうしょう》、夜尿症などがあります。睡眠の質が悪いために、寝起きが悪いなどの症状も随伴して、登園しぶりなどにつながることもあります。

このような障害は、脳の働きに必要な材料つまり脳の栄養素不足と密接な関係があります。深い睡眠に必要なメラトニンは、トリプトファンというアミノ酸を原料にして、鉄やビタミンB群を必要とする酵素の働きで、セロトニンを経て合成されます。また、GABA（ギャバ）という言葉を聞いたことのある方もいらっしゃると思いますが、神経

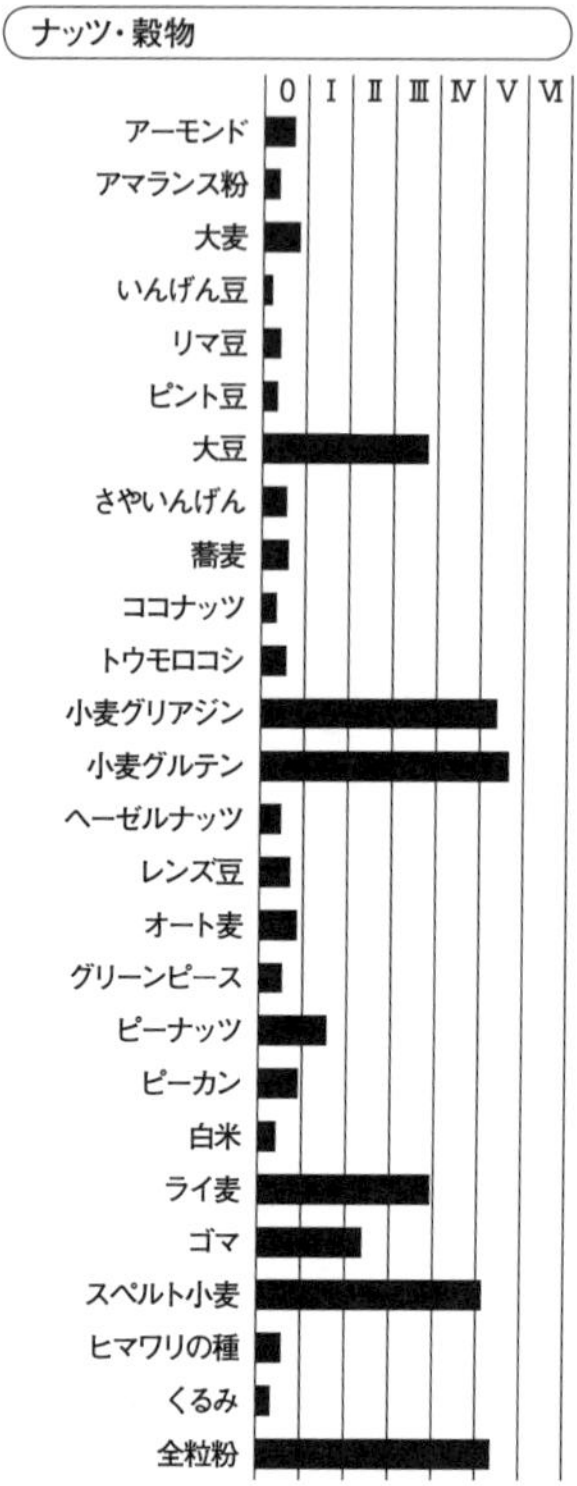

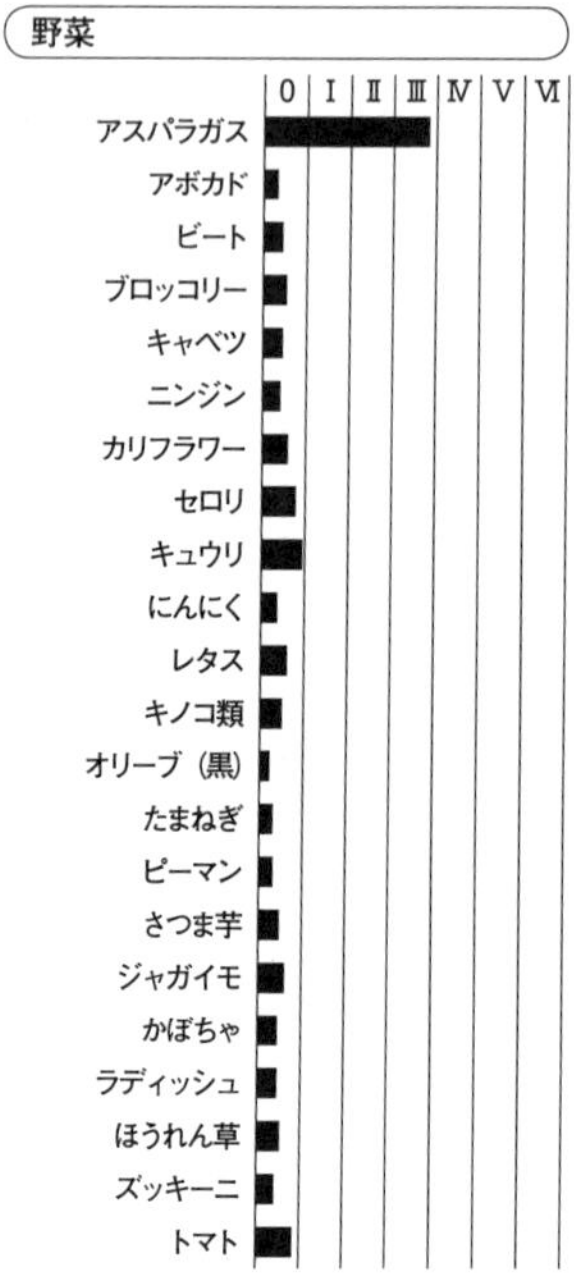

※スタンダードフードパネルを使用

■症例2　慢性蕁麻疹、喘息、睡眠障害　治療前

女児・6歳

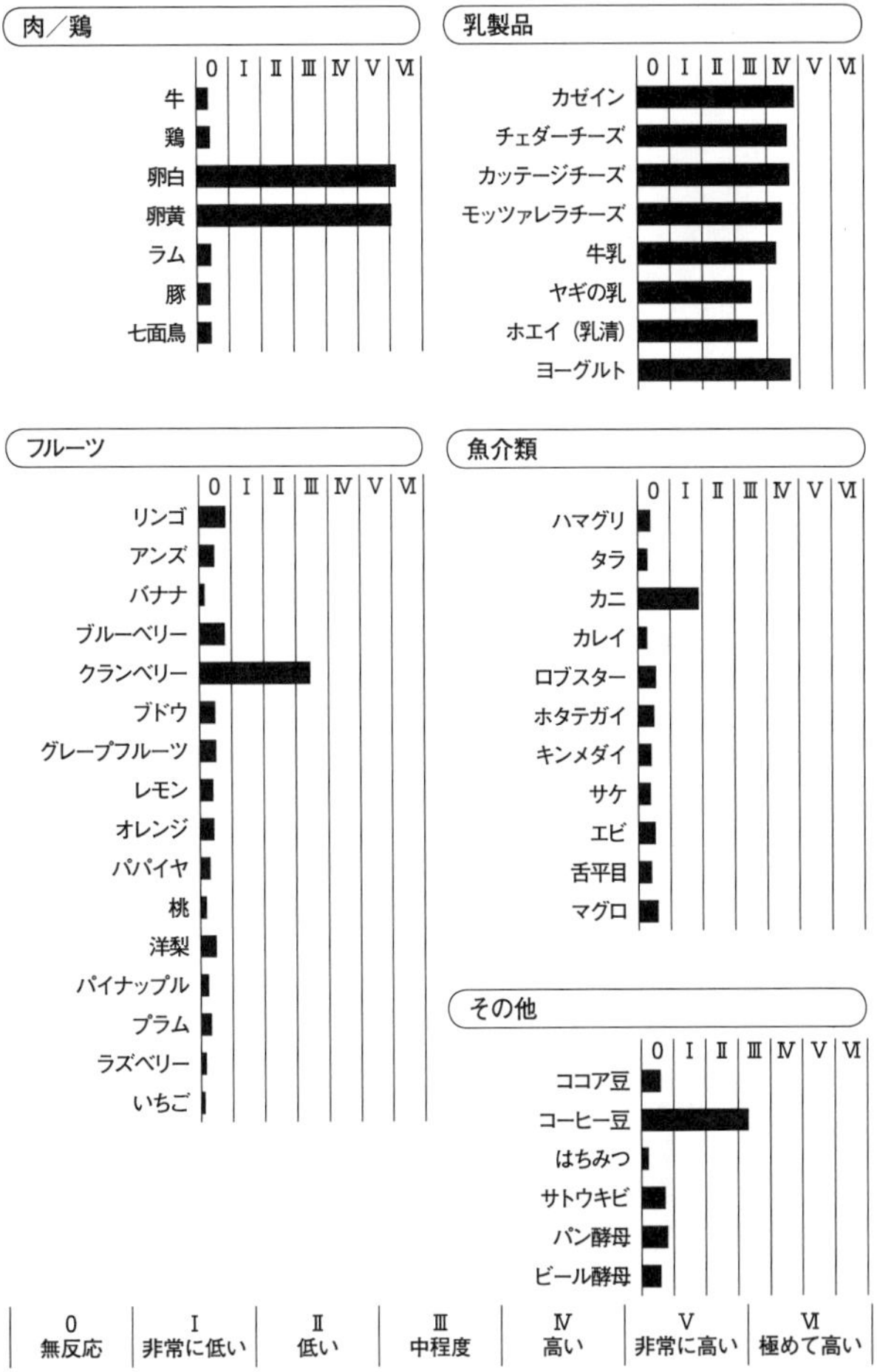
肉／鶏
0 Ⅰ Ⅱ Ⅲ Ⅳ Ⅴ Ⅵ
牛
鶏
卵白
卵黄
ラム
豚
七面鳥
乳製品
カゼイン
チェダーチーズ
カッテージチーズ
モッツァレラチーズ
牛乳
ヤギの乳
ホエイ（乳清）
ヨーグルト
フルーツ
リンゴ
アンズ
バナナ
ブルーベリー
クランベリー
ブドウ
グレープフルーツ
レモン
オレンジ
パパイヤ
桃
洋梨
パイナップル
プラム
ラズベリー
いちご
魚介類
ハマグリ
タラ
カニ
カレイ
ロブスター
ホタテガイ
キンメダイ
サケ
エビ
舌平目
マグロ
その他
ココア豆
コーヒー豆
はちみつ
サトウキビ
パン酵母
ビール酵母
0 無反応
Ⅰ 非常に低い
Ⅱ 低い
Ⅲ 中程度
Ⅳ 高い
Ⅴ 非常に高い
Ⅵ 極めて高い

ナッツ・穀物

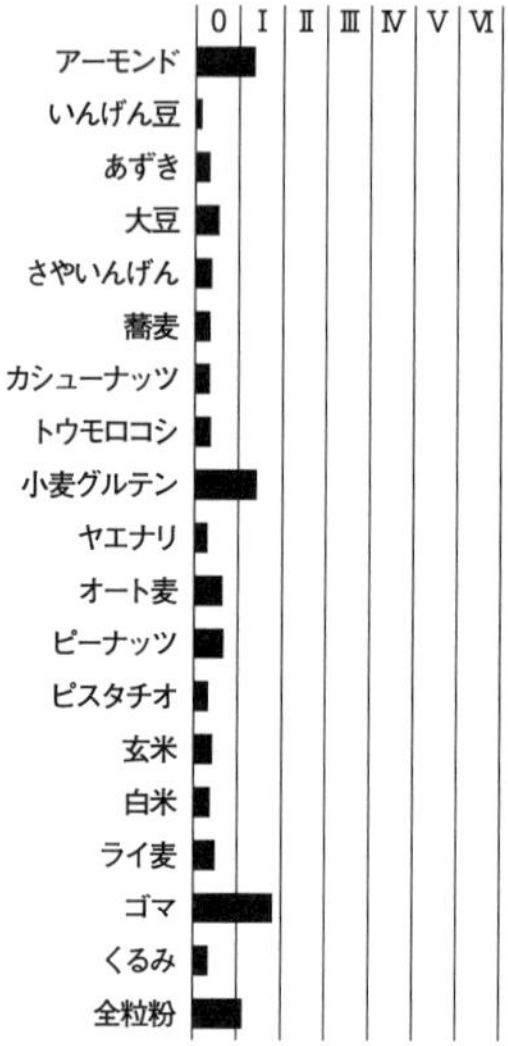

野菜

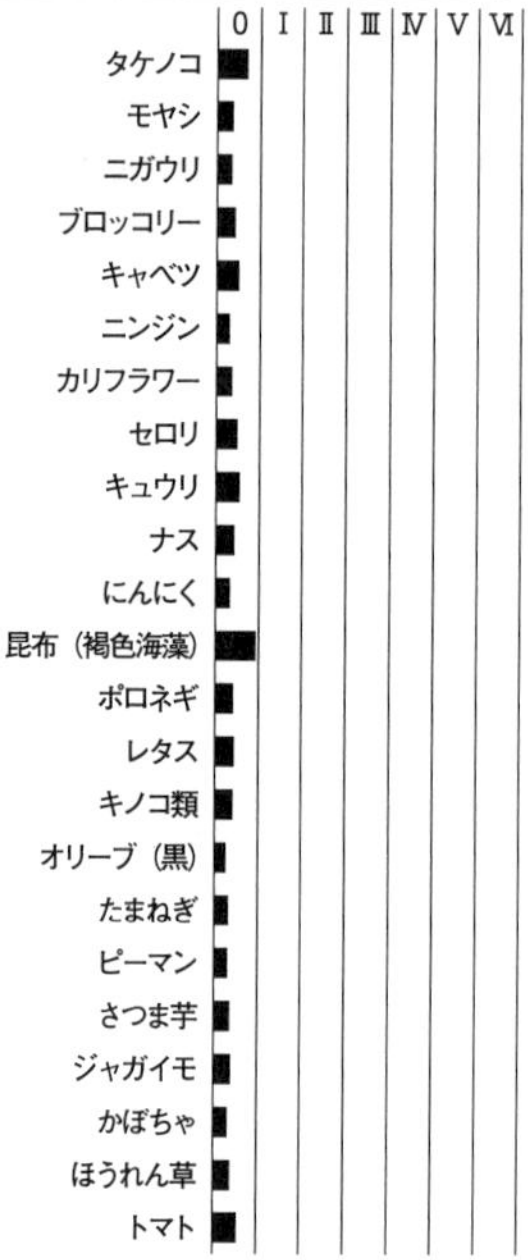

その他

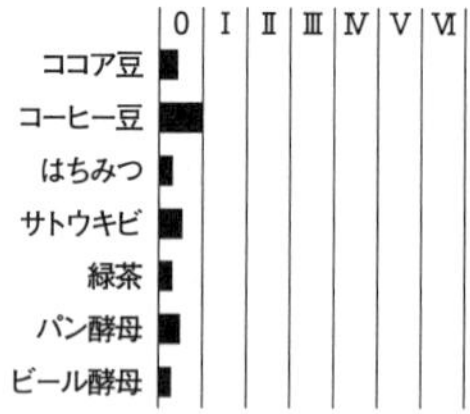

※スタンダードフードパネル（日本改訂版）を使用

■症例2　慢性蕁麻疹、喘息、睡眠障害　治療後

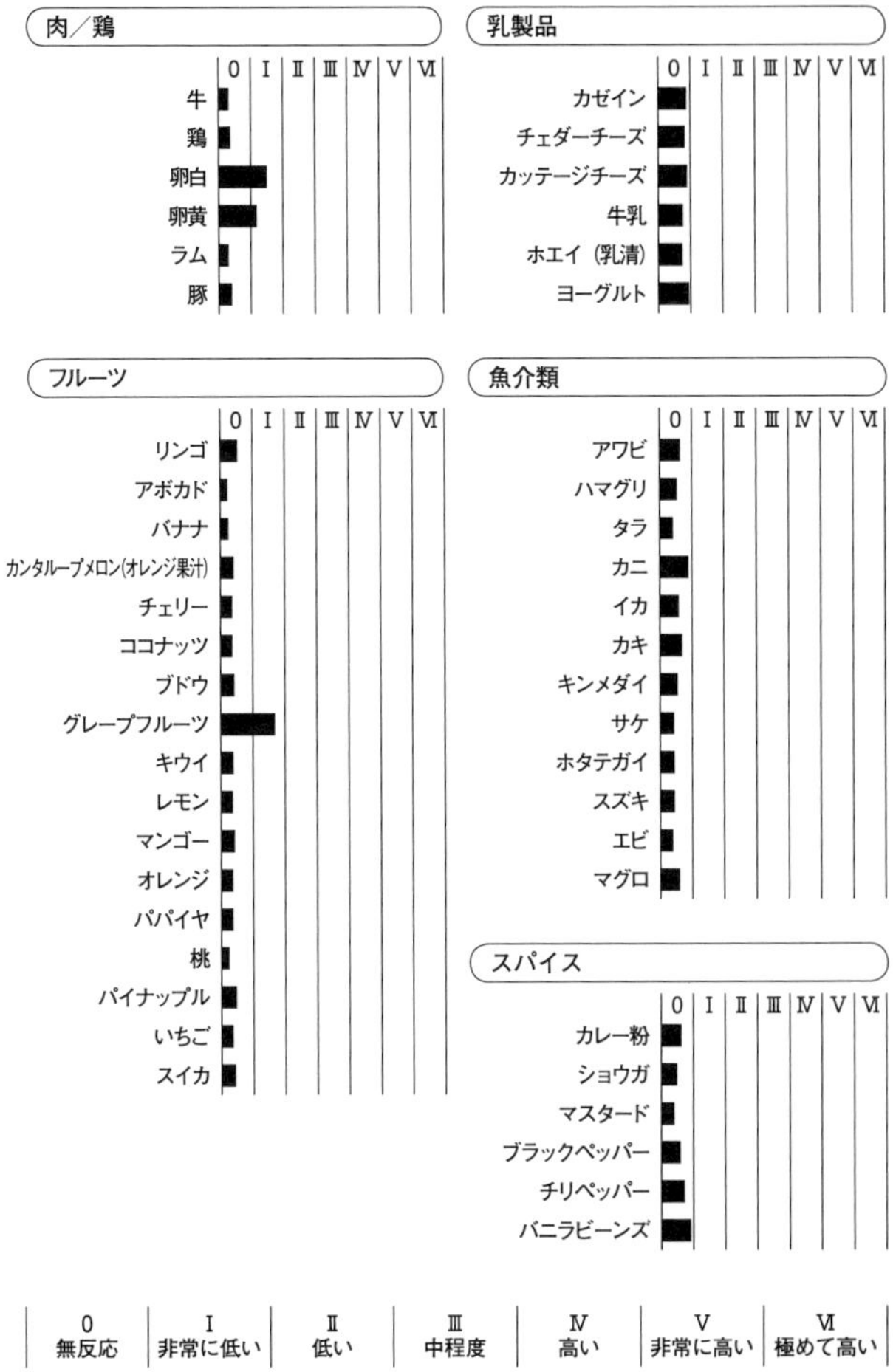

細胞の興奮を鎮める作用のある神経伝達物質です。グルタミンというアミノ酸を原料に、グルタミン酸を経て、ＧＡＢＡになります。ＧＡＢＡの合成にも、補酵素としてビタミンＢ群が必要です。ＧＡＢＡができないと、神経の興奮が抑えられず、悪夢や夜泣きなどの睡眠障害に悩まされることになります。

栄養療法を実践して、睡眠の質が改善できれば、寝起きが良くなり、朝食もしっかり食べられるようになるので、日中の集中力も良くなります。朝食を食べてくる子のほうが成績が良いというデータもありますが、脳に栄養素が十分供給されていれば、睡眠の質も良くなり、目覚めも良く、朝ごはんもおいしく食べられますし、学習意欲や集中力を高める神経伝達物質もバランスよく分泌されるようになりますから、万事うまくいくのではないかと思います。

学習障害にもフードアレルギーが影響する!?

（上符）大人の遅延型フードアレルギーの場合、疲労感や頭痛、アトピーなど局部に現れる症状が一般的ですが、発育期の子どもの場合、アレルギーの影響は大人に比べて極めて高く、全身疾患として現れてしまうことが多いですね。本来なら、子どもこそ調べてあげるべきなのだと思います。

〈谷口〉　そうですね。学習障害などの認知の発達に関する問題やメンタル的な障害、低身長や頭痛、過敏性腸症候群を思わせる下痢や腹痛など、さまざまなことに関係していると感じています。

学習障害と診断されていた15歳の高校生の男子（症例3）がいました。小学生の頃から貧血気味で、中学生の頃は朝礼で頻繁に立ちくらみを起こし、高校の入学式ではとうとう脳貧血を起こして倒れてしまいました。高校の先生が、起立性調節障害というキーワードでネットで当院を検索してくださり、受診することになったとのことでした。

自律神経の安定のためには、含鉄《がんてつ》酵素の働きが重要です。いわゆるヘモグロビンが低いという貧血は起きなくても、鉄欠乏症になっているだけで、下肢《かし》の血管内のポンプ機能で血液を脳へ上げることができなくなり、脳貧血になることがあります。

血液検査では、ヘモグロビンは正常値でしたが、フェリチンは、予想通り低いことが判明し、ヘム鉄という胃腸に負担がかからず吸収率の高いサプリメントを飲んでいただくことになりました。4ヵ月後の診察では、フェリチンも改善し、めまいも起こさなくなり、

■症例3　学習障害

高校生（男子・15歳）

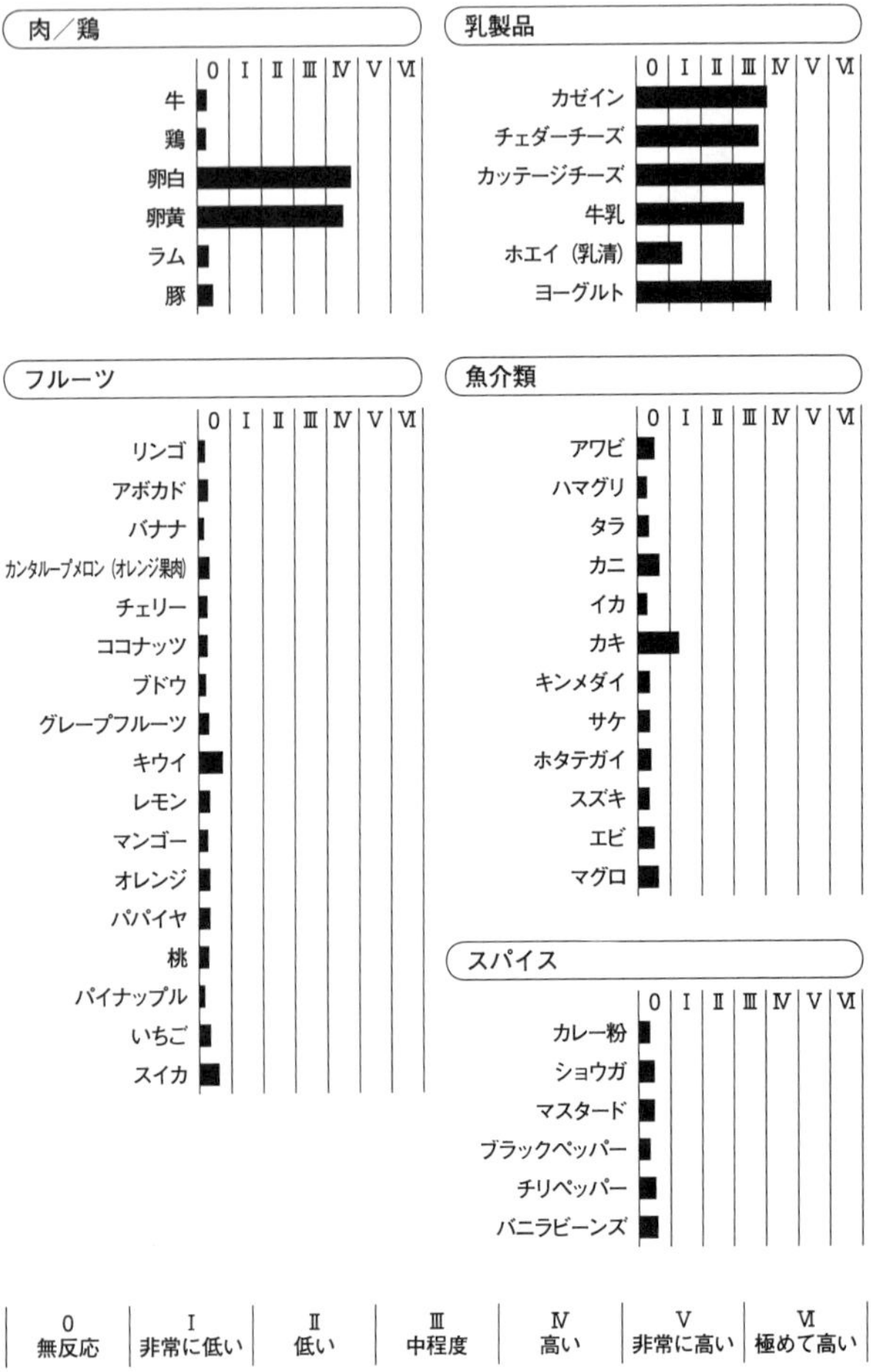

朝がスッキリ起きられるようになったとのことでした。

この時点で、お母様が、彼が学習障害であることを初めてお話ししてくださいました。近くの大学病院で、子どもの発達障害や言語の問題に対応してくれる言語聴覚士の指導を中学1年生から受けていたということを教えてくださいました。

遅延型フードアレルギーの検査を勧めたところ、卵と乳製品にだけ高反応が出ていました。彼は、花粉症もあり、原因不明の蕁麻疹が出たこともあったそうですが、この症状も遅延型フードアレルギーと関係している可能性もあります。25(OH)ビタミンDの値も、20ng/mLと国際的には欠乏症といってよい値でした。栄養療法と併せて卵と乳製品の除去をしてもらいました。

その半年後には、性格面での変化も見られ、イライラしたり怒りっぽかったのが、穏やかになり、集中力も上がったことで、学校の成績が良くなったということでした。

心の安定に関わるセロトニンや、意欲や認知に関わるドーパミンが、必要時にしっかり分泌されるようになったことで、このような変化がもたらされたのだと推測しています。

「脳性まひ」の子が栄養療法で治った？

（上符）赤ちゃんは大人の体とつくりが違うので、私は採血さえできません。谷口先生は小児科医なので、赤ちゃんを診ることも多いと思いますが、興味深い症例をお持ちなら、紹介していただけますか。

（谷口）赤ちゃんのときのミルクアレルギーが子どもの発達に影響しているという症例を紹介しましょう。生後3ヵ月の女の赤ちゃん（症例4）で、母乳と粉ミルクを飲ませていたのですが、飲んでも吐くことが多いというので来院しました。溢乳ですまされてしまうことが多いのですが、頻繁に吐くということは、実は消化機能が低いということです。胃の中に入っても消化できないから吐くのです。

吐きやすいことに加えて、なかなか首が据わらない、鼻がぐずぐずする、ゼロゼロする、湿疹を痒《かゆ》がる、下痢をしやすいといった症状もありました。

生後5ヵ月の頃には、下痢が頻繁になり、便潜血《せんけつ》反応が陽性でしたので、遅延型フードアレルギーを疑い、市販の粉ミルクから、ミルクアレルギー用の加水分解乳に変えていただきました。加水分解乳は、牛乳のタンパク質が小さな分子になっているので、消化能力が低い赤ちゃんでもアミノ酸まで分解しやすくなります。母乳も飲んでいましたので、お母様にも乳製品の摂取を控えていただきました。徐々に下痢はおさまり、溢乳もしなくなりました。

生後6ヵ月になると、体をつっぱってそり返り、下肢《かし》にも力が入りハサミのように交叉《こうさ》させるようになってきました。母親が抱っこしようとしても、そり返ってしまい抱っこをすることが難しい様子です。赤ちゃんがこのような姿勢をとるときは、脳性まひの初期症状のこともありますので、大学病院の小児神経専門医に紹介して診察していただきました。

脳のMRI検査や血液検査を実施した上で、脳性まひの疑いとのことで、大学病院のリハビリに通院することになりました。

その後も、当院には通院していました。生後6ヵ月のときに当院で血液検査をすると、フェリチンがとても低かったのです。通常は、ヘモグロビンが下がっていない限り貧血とはいわれませんが、たとえ貧血がなくてもフェリチンが低いと、脳や消化管に影響が出てきます。鉄は、セロトニンやドーパミンを合成する酵素の働きに必要ですし、神経線維の伝達速度に影響するミエリンの合成にも必要です。ですから、鉄不足は、乳幼児期の精神神経系の発達に影響する可能性があります。また、消化管や呼吸器粘膜も、鉄欠乏により、影響を受けます。

遅延型フードアレルギーのIgG検査もしました。生後6ヵ月未満の赤ちゃんには、母親の血液が残っているので、IgG検査をすると母親の血液反応が出てしまうということで、当院で使用している検査会社のユーエス・バイオテック（US BioTek）では生後6ヵ月以降にならないとIgG検査ができないのです。検査の結果、乳製品だけに陽性反応が出ました。だから粉ミルクを加水分解した分子の小さいアレルギー用のミルクにしたら下痢がおさまったのです。

不足していた鉄をサプリメントで赤ちゃんに飲んでもらうと、1ヵ月ほどで体のつっぱりがとれてきました。ビタミンDとビタミンB群も飲んでもらいましたが、生後7ヵ月で寝返りがうてるようになりました（平均は生後6ヵ月）。そり返りも減ってきました。生後8ヵ月には、ひとりでお座りができるようになりました（平均は生後7ヵ月）。生後9ヵ月になると、上肢《じょうし》のみを使った歩腹前進の形でのハイハイができるようになり、生後11ヵ月でつかまり立ち、1歳ではつたい歩きができるなど、ほとんど発達に問題のない状態になりました。

大学病院の通院やリハビリは続けていますが、やがて通院の必要もなくなる日が来るのではないかと思っています。遅延型フードアレルギーの乳製品の除去と鉄などの栄養素補給が、予想以上の発達の改善をスピーディーにもたらした一例です。

興味深い話があります。母親の妊娠中の栄養状態が、生まれてくる子どもの発育や健康に影響するというのです。つわりは、ビタミンB群補給で改善します。普段の食事では、ビタミンB群を多く含む食品（玄米、ごま、かつおぶし、レバー、にんにくなど）を意識して摂ってもらいます。鉄の不足によってコラーゲン合成が低下することにより、子宮を支える筋肉や靭帯《じんたい》の力が弱くなったりしますと、妊娠中にたびたびおなかが張ってしまうこともあります。鉄を多く含むレバーやヒジキ、大豆、卵などを積極的に摂るとよいでしょう。

この赤ちゃんの母親も、妊娠中はつわりが重く切迫早産もあったということですので、胎児期に胎盤を通じて運ばれる栄養素が不足していたのかもしれません。

赤ちゃんのアトピー性皮膚炎で苦労した親御さんたちの中で、希望された方々には次の妊娠時に栄養療法や遅延型フードアレルギー検査をして備えてもらいました。そうすると、生まれてきた赤ちゃんたちは、アレルギーになりにくく、母乳の飲みもよく、めったに吐

ナッツ・穀物

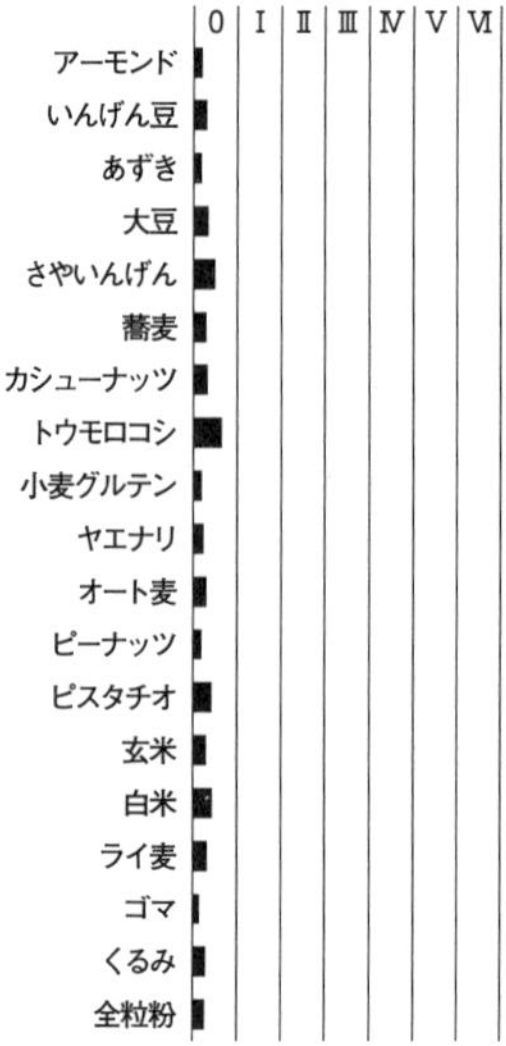
0 Ⅰ Ⅱ Ⅲ Ⅳ Ⅴ Ⅵ
アーモンド
いんげん豆
あずき
大豆
さやいんげん
蕎麦
カシューナッツ
トウモロコシ
小麦グルテン
ヤエナリ
オート麦
ピーナッツ
ピスタチオ
玄米
白米
ライ麦
ゴマ
くるみ
全粒粉

野菜

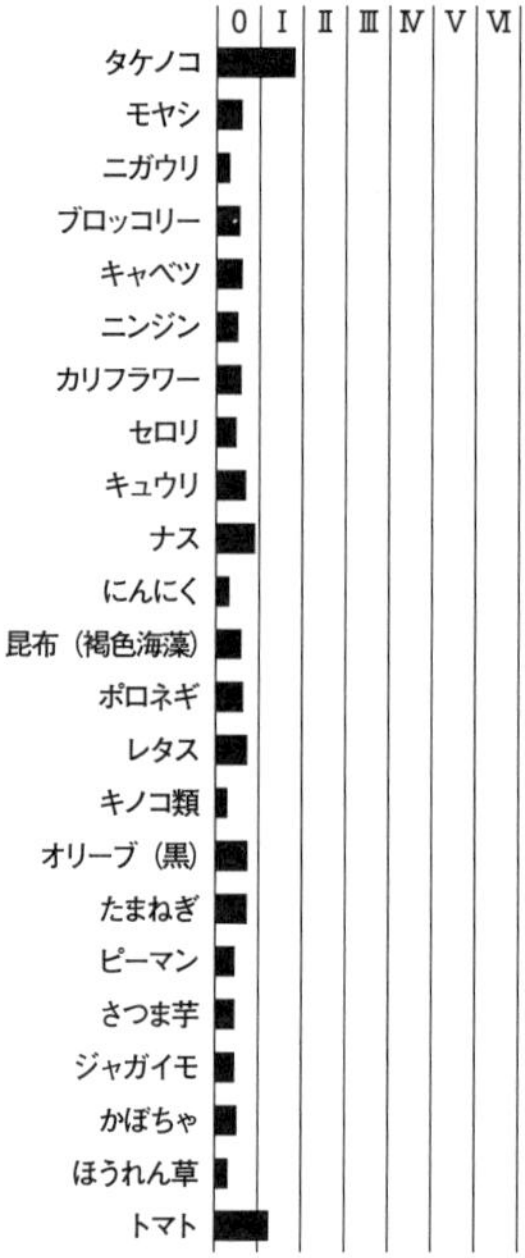
0 Ⅰ Ⅱ Ⅲ Ⅳ Ⅴ Ⅵ
タケノコ
モヤシ
ニガウリ
ブロッコリー
キャベツ
ニンジン
カリフラワー
セロリ
キュウリ
ナス
にんにく
昆布（褐色海藻）
ポロネギ
レタス
キノコ類
オリーブ（黒）
たまねぎ
ピーマン
さつま芋
ジャガイモ
かぼちゃ
ほうれん草
トマト

その他

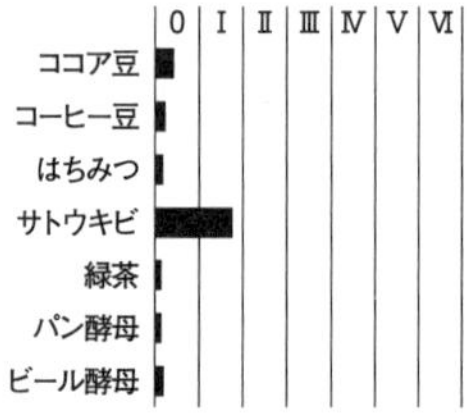
0 Ⅰ Ⅱ Ⅲ Ⅳ Ⅴ Ⅵ
ココア豆
コーヒー豆
はちみつ
サトウキビ
緑茶
パン酵母
ビール酵母

■症例4　脳性まひ、溢乳など

女児・生後6ヵ月

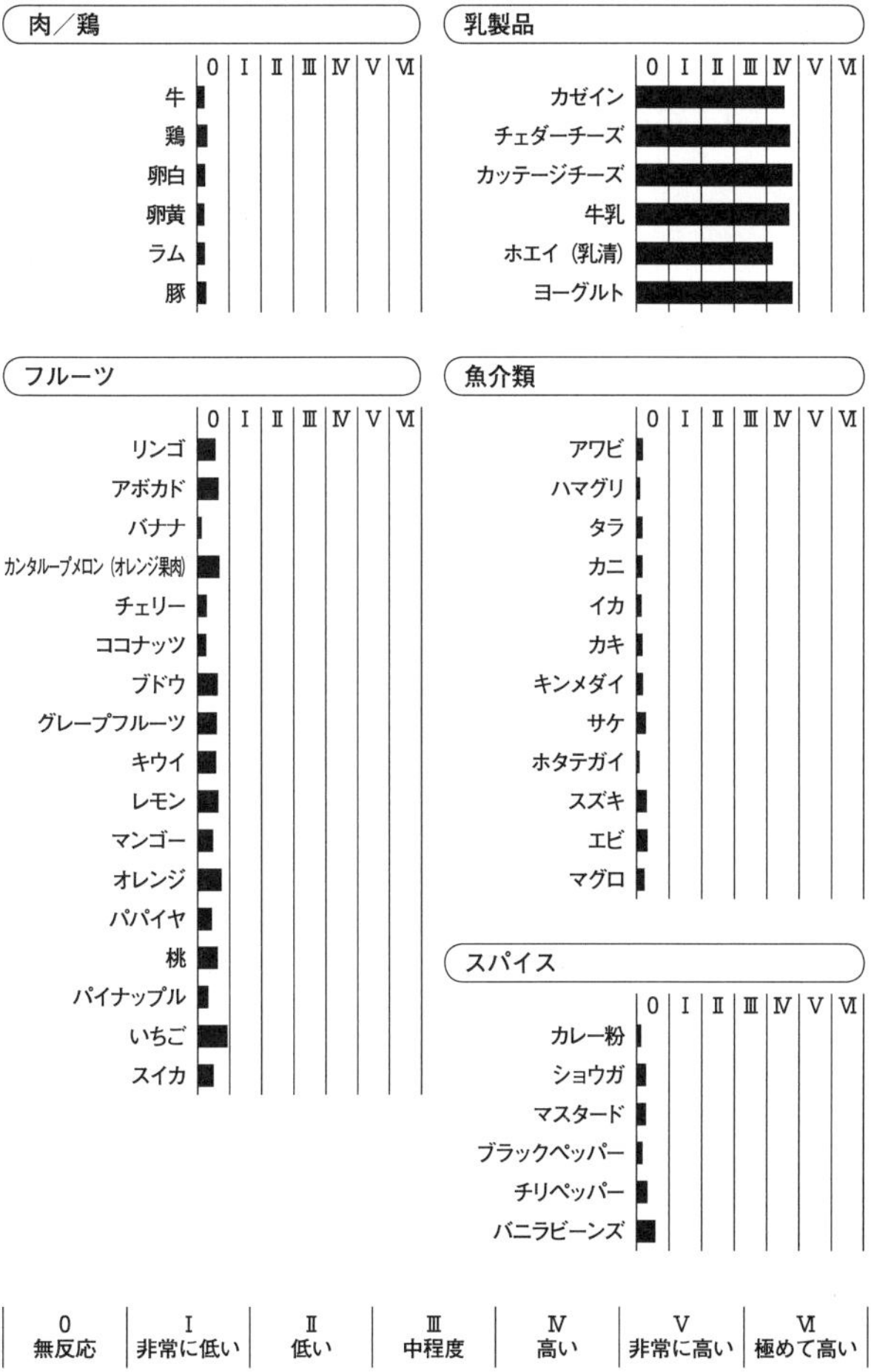

かず、よく眠り、夜の授乳回数も少なくてすみ、非常に育てやすいのです。粘膜が強く、鼻づまりなどのトラブルもなく、風邪もひきにくくなります。情緒も安定していて、表情も豊かで、診察中も落ち着いてどっしりと構えている赤ちゃんになります。

この何十人もの母親たちとの経験が、妊娠中の健康状態がいかに大切であるかということを私に確信させてくれました。

言語の発達遅延が改善

（上符） 子どもの場合は、遅延型フードアレルギーが発達遅延や精神症状として現れることが少なくありません。谷口先生もそうした子どもたちの診療例は少なくないでしょう。

（谷口） 具体的な症例はありませんが、ある幼児の例をご紹介します。このお子さんは生まれて間もない頃から、顔や外陰部を中心に湿疹が現れ始めました。ステロイド軟膏を塗布していましたが、徐々に処方されるステロイド軟膏の強さのランクが上がり、それでも抑えきれずに湿疹は全身に広がりました。かゆみで夜も眠れず、風邪もひきやすいお子さんでした。

私のところに来院したときの皮膚症状は、全身がかさつき、手足や指の間に湿疹も見られました。しかし、私の注意を引いたのは言語発達遅延でした。

言葉の発達遅延の場合、1歳半までに有意味語（意味のある単語）を話さない、2歳代で2語文を話さないときは、遅れがある可能性を考えます。

このお子さんにも、そのような遅れが見られました。また、診療室では落ち着きがなく、私がご両親と面接している間も診療室をあちこち動きまわり、検査機器などを触るため危険で、看護師が目を離せない状況でした。ご両親が膝に抱っこしようとするとぐずってしまいます。看護師があやそうとしても目を合わせず、絵本にも興味を示しません。

遅延型フードアレルギー検査をすると、卵、フルーツ、ナッツ・穀物類、野菜など多数の抗原に強い陽性

■言語の遅れの基準

1歳半	有意味語が出ていない
2歳代	2語文が出ていない
3歳代	3語文が出ていない。簡単な会話ができない
4歳代	目の前にない事項（かつての経験など）を 話題にした会話ができない
5歳代	因果関係に関する単語を使ったり、応答ができない。 （「なぜ？」「どうして？」を使ったり、聞かれたときに答えられない）

反応を示しました。

それらの食品を除去するとともに、血中濃度が低かった成分を補うために、亜鉛、鉄、ビタミン類を処方し、善玉の腸内細菌を増やすサプリメントも投与しました。

数ヵ月後、遅延型の再検査をすると、強陽性を示していた項目はすっかりなくなり、血液検査の数値も改善していました。肝心の症状は、湿疹がきれいに消えて、言語発達遅延面でも、標準的な発達レベルまでしゃべるようになりました。診療室でも落ち着いて座り、ご両親に抱かれると穏やかな表情を見せます。社会性が出てきたので、子どもの集まりでも一緒に遊べるようになったとのこと。風邪などの感染症にもかかりにくくなり、かかっても軽い症状ですむようになったそうです。

チック反応が頻発する子も改善

（上符）遅延型フードアレルギーが子どもの精神症状を引き起こしている場合、除去食に切り替え、栄養療法を行って治療します。しかし、そのことを知らない先生が診ると、精神疾患と診断されて、抗精神薬などを処方され、発達障害が固定されかねません。谷口先生は、そんな子どもたちの人生を救ったともいえますね。

(谷口) トゥレット障害の9歳の男の子（症例6）の例を紹介しましょう。既往歴は乳児期からアトピー性皮膚炎でステロイド軟膏を大量に塗布し、幼児期にはアレルギー性鼻炎も出てくるようになりました。7歳のときに、少しストレスのかかることがあったのですが、その頃からチックが出始めました。

トゥレット障害は、チックという神経障害の一種で、運動性チックと音声チックの両方が長期間出ているものをいい、チックの中でも重症な部類になります。この男の子の場合は、首を振る、瞬きをする、鼻をクンクン鳴らす、せき払いをするといった動作を繰り返し、学校の朝礼で立っているとつま先立ちになり、「アッ」という声が出るということでした。

当院を受診するまでは、大学病院に通院されていたようですが、1年間様子を見ているうちに症状が悪化してきたため、ハロペリドールという抗精神病薬を使ってみようかという話になっていたようです。ハロペリドールというお薬は、神経伝達物質のドーパミンの働きを抑制するので、チックは抑えられますが、おとなしくなり過ぎることもあります。

ご両親は、薬を使わずに治す方法はないかと、いろいろ調べたらしく、栄養療法でチック症状が治るという情報をどこかで入手して、当院を受診されたのです。

ナッツ・穀物

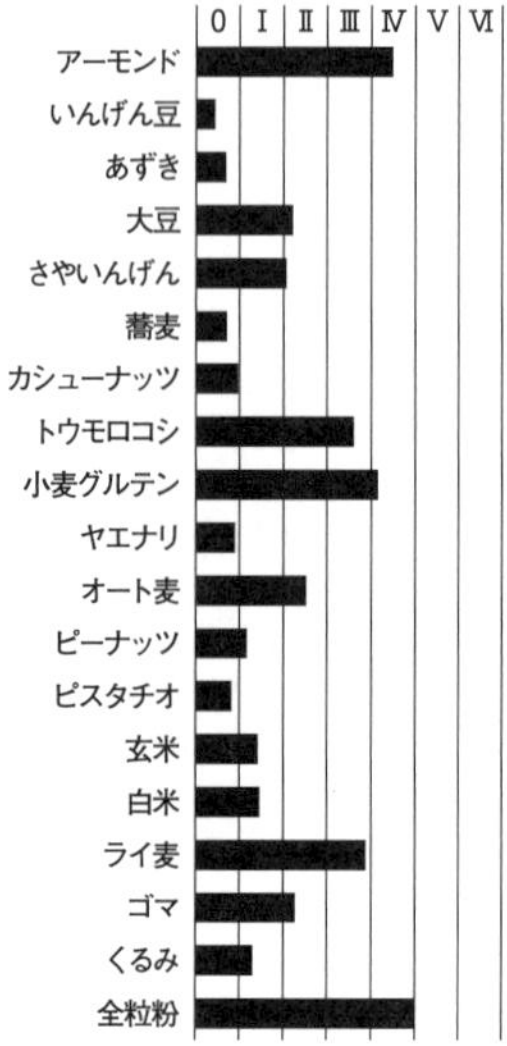
0
I
II
III
IV
V
VI
アーモンド
いんげん豆
あずき
大豆
さやいんげん
蕎麦
カシューナッツ
トウモロコシ
小麦グルテン
ヤエナリ
オート麦
ピーナッツ
ピスタチオ
玄米
白米
ライ麦
ゴマ
くるみ
全粒粉

野菜

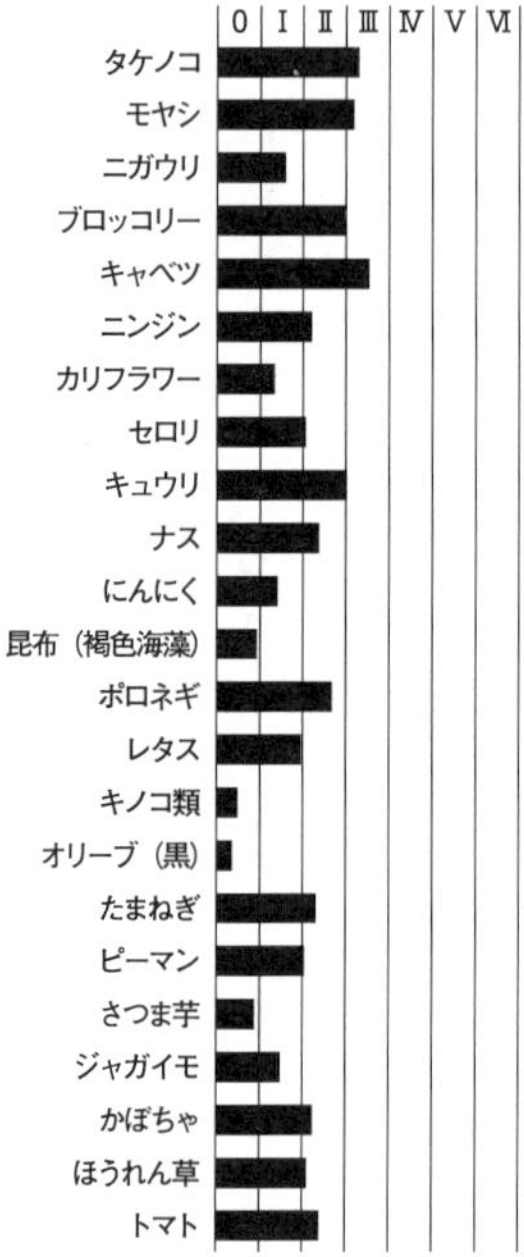
0
I
II
III
IV
V
VI
タケノコ
モヤシ
ニガウリ
ブロッコリー
キャベツ
ニンジン
カリフラワー
セロリ
キュウリ
ナス
にんにく
昆布（褐色海藻）
ポロネギ
レタス
キノコ類
オリーブ（黒）
たまねぎ
ピーマン
さつま芋
ジャガイモ
かぼちゃ
ほうれん草
トマト

その他

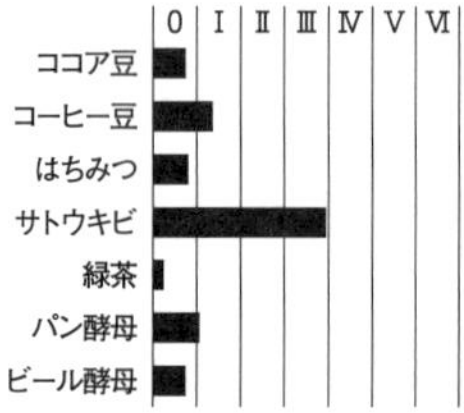
0
I
II
III
IV
V
VI
ココア豆
コーヒー豆
はちみつ
サトウキビ
緑茶
パン酵母
ビール酵母

■症例6　トゥレット障害（2012年3月28日）

男児・9歳

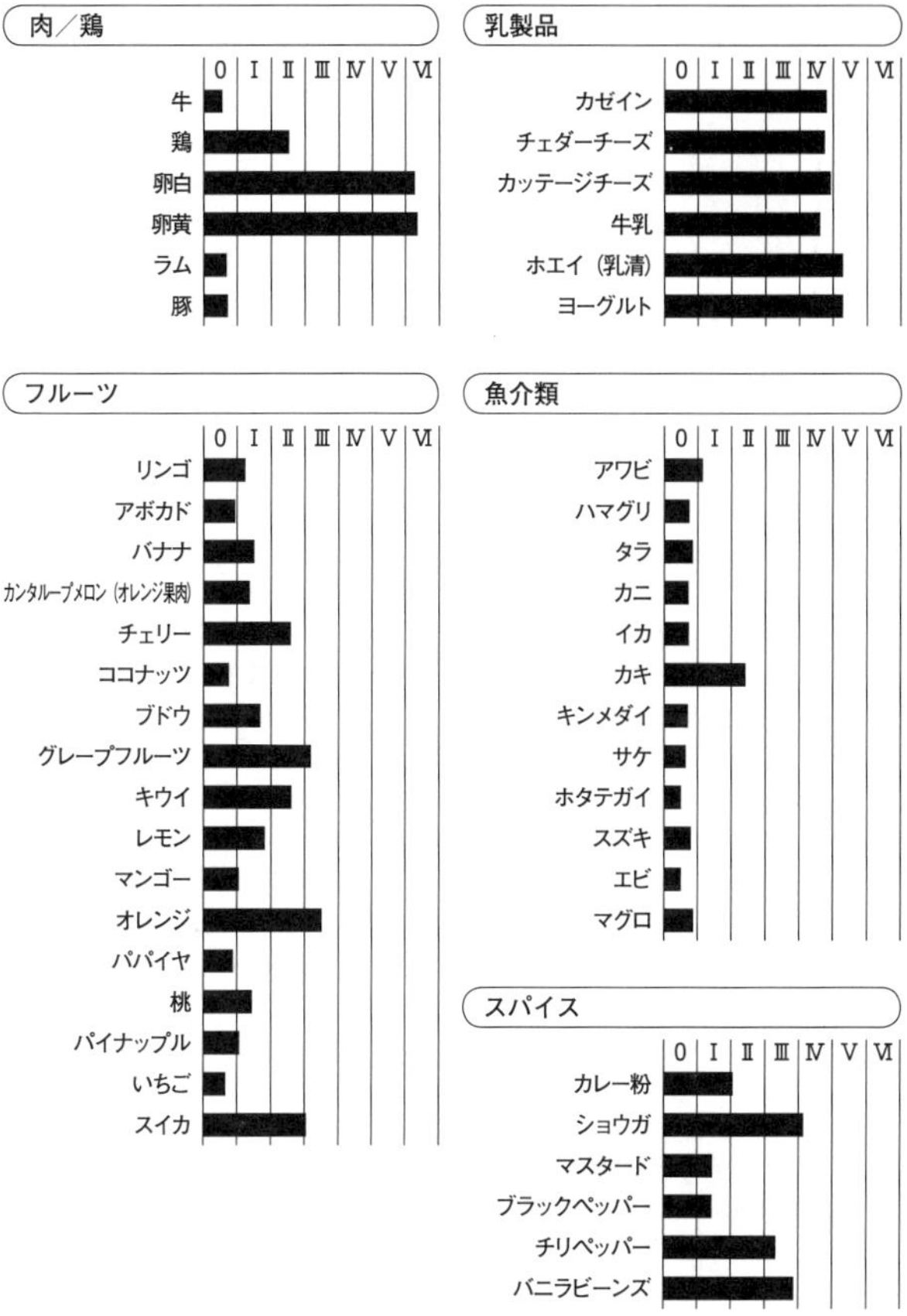

0	I	II	III	IV	V	VI
無反応	非常に低い	低い	中程度	高い	非常に高い	極めて高い

ナッツ・穀物

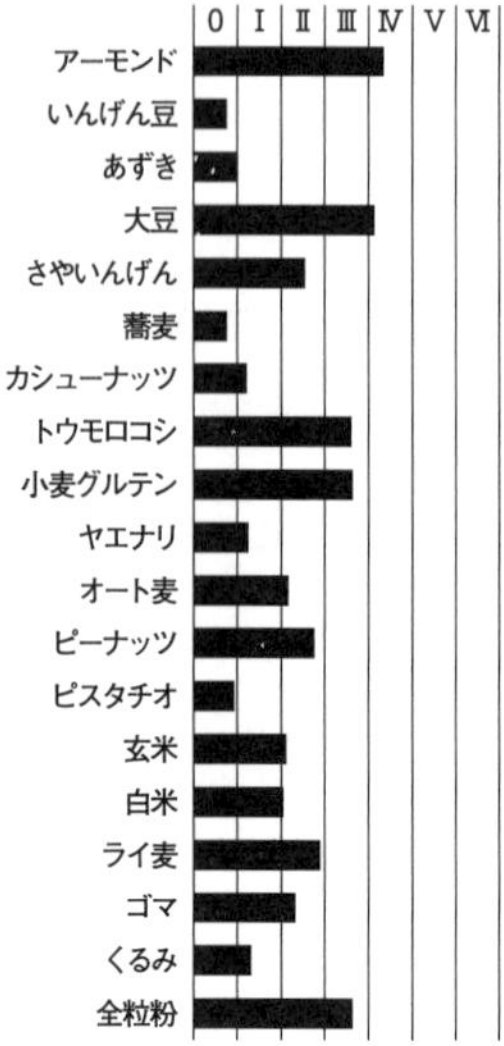
0 Ⅰ Ⅱ Ⅲ Ⅳ Ⅴ Ⅵ
アーモンド
いんげん豆
あずき
大豆
さやいんげん
蕎麦
カシューナッツ
トウモロコシ
小麦グルテン
ヤエナリ
オート麦
ピーナッツ
ピスタチオ
玄米
白米
ライ麦
ゴマ
くるみ
全粒粉

その他

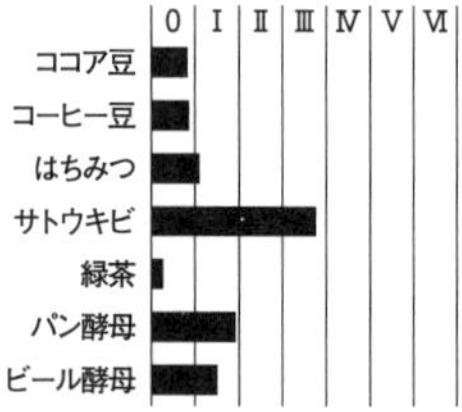
0 Ⅰ Ⅱ Ⅲ Ⅳ Ⅴ Ⅵ
ココア豆
コーヒー豆
はちみつ
サトウキビ
緑茶
パン酵母
ビール酵母

野菜

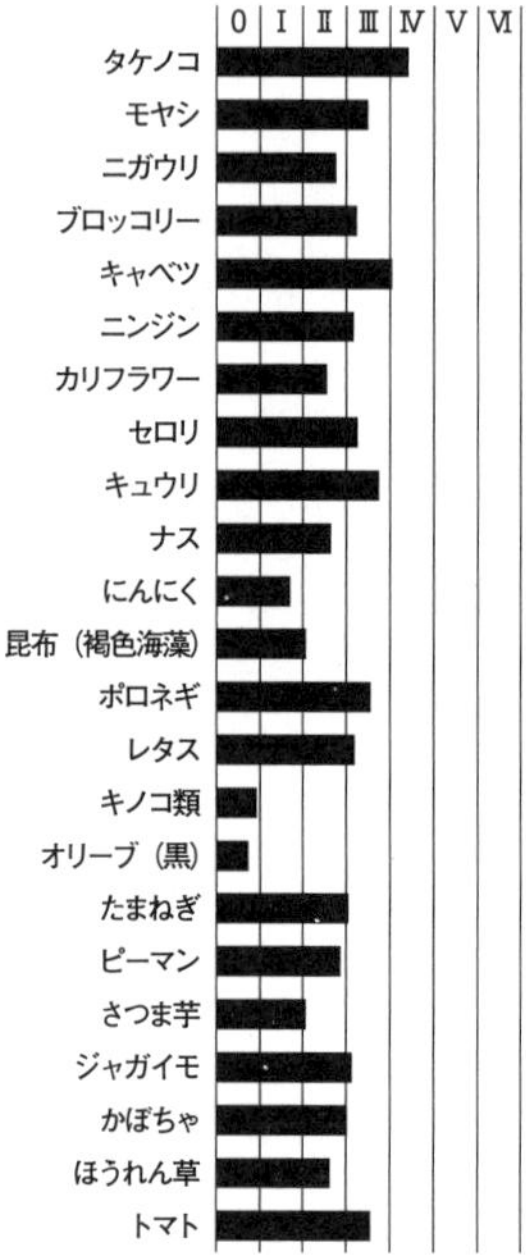
0 Ⅰ Ⅱ Ⅲ Ⅳ Ⅴ Ⅵ
タケノコ
モヤシ
ニガウリ
ブロッコリー
キャベツ
ニンジン
カリフラワー
セロリ
キュウリ
ナス
にんにく
昆布（褐色海藻）
ポロネギ
レタス
キノコ類
オリーブ（黒）
たまねぎ
ピーマン
さつま芋
ジャガイモ
かぼちゃ
ほうれん草
トマト

■症例6　トゥレット障害（2013年3月19日）

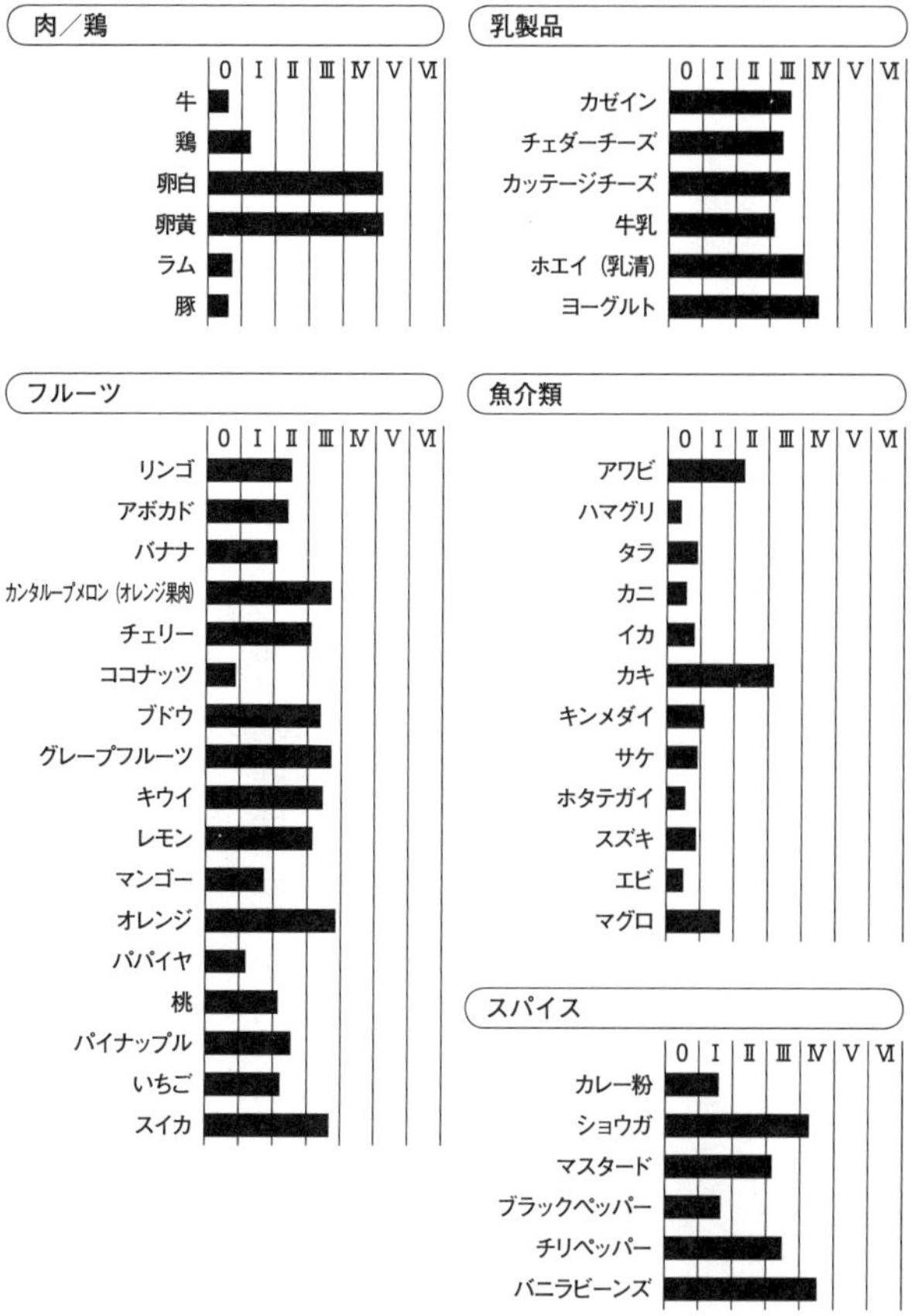

0	Ⅰ	Ⅱ	Ⅲ	Ⅳ	Ⅴ	Ⅵ
無反応	非常に低い	低い	中程度	高い	非常に高い	極めて高い

初めて受診した日は、緊張しているためか、診察椅子に座っていても、肩や首が始終動いていました。情緒が不安定で学習に集中できないということですから、発達障害も合併していると考えられました。夜に寝ようとすると、「ウッ」という声を繰り返し、睡眠中も寝言や寝返りが多く、朝の寝起きも悪いようでした。

遅延型フードアレルギー検査をすると、卵、乳製品全般、小麦、豆、ナッツ類などに強陽性反応を示していました。そこで、卵、乳製品、小麦を除去した食事をしていただくようにして、血液検査データに基づいてナイアシンやビタミンB群やヘム鉄などの栄養素の摂取と、腸内細菌改善効果のある乳酸菌とラクトフェリンの含まれているサプリメントの摂取を開始しました。

徐々に、症状が軽減して、通院1年後には、たくさんあったチック症状はほとんど出なくなっていました。湿疹もすっかり出なくなりました。精神的にも安定し、落ち着きが出て、寝つきや寝起きが良くなり、集中力も出てきたため、勉強にも身が入るようになったそうです。身体的にも、身長がとても伸び、体力が向上したことからか、好きなスポーツクラブに通って楽しむことができるようになったそうです。

2度目の遅延型フードアレルギー検査では、まだまだ多数の抗原が残っているものの、強陽性反応だった卵と乳製品の数値が改善するなどの変化が見られました。

母親の妊娠中の栄養状態が子どものアトピーをつくる

（上符）妊娠中のお母さんが遅延型フードアレルギーを発症していたり、栄養状態が悪いと、生まれてきた赤ちゃんがアトピーを発症するなどの影響が考えられます。胎児はお母さんから栄養をもらって育ちますし、赤ちゃんはお母さんの抗体を受け継ぐことが考えられるからです。そのため私は、妊娠を予定している女性にはＩｇＧ抗体検査をして、遅延型フードアレルギーがあれば除去食を続け、改善してから赤ちゃんを産んでくださいと申し上げています。

（谷口）おっしゃる通りですね。今通院している妊娠中の女性（症例７）がいます。その女性は、子どもの頃からアトピー性皮膚炎で、長年ステロイド軟膏を使っているにもかかわらず、湿疹が治っていませんでした。ステロイドはコラーゲンの生成を妨げますので、皮膚が萎縮してしまうこともあり、長期間の使用はシワをつくる原因にもなってしまいます。

ナッツ・穀物

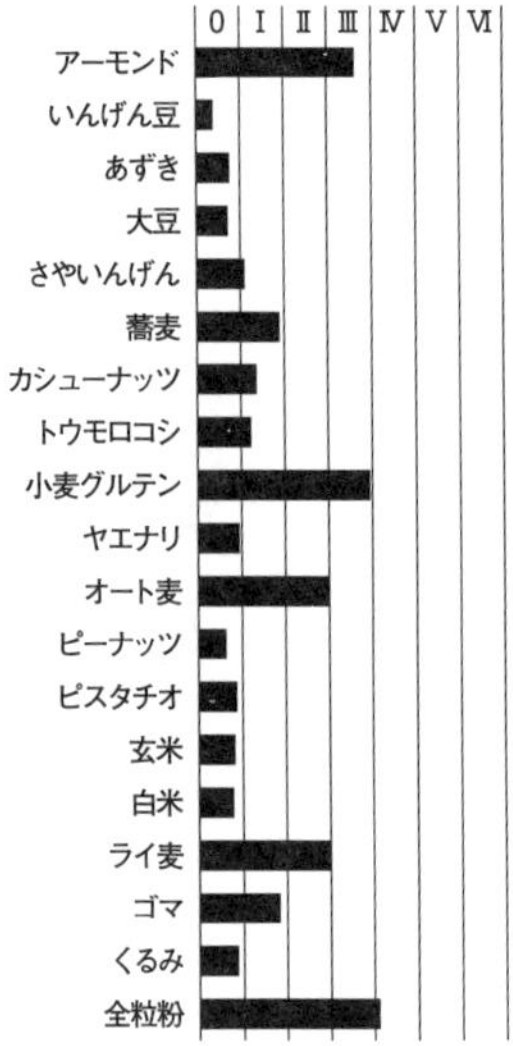
0 Ⅰ Ⅱ Ⅲ Ⅳ Ⅴ Ⅵ
アーモンド
いんげん豆
あずき
大豆
さやいんげん
蕎麦
カシューナッツ
トウモロコシ
小麦グルテン
ヤエナリ
オート麦
ピーナッツ
ピスタチオ
玄米
白米
ライ麦
ゴマ
くるみ
全粒粉

野菜

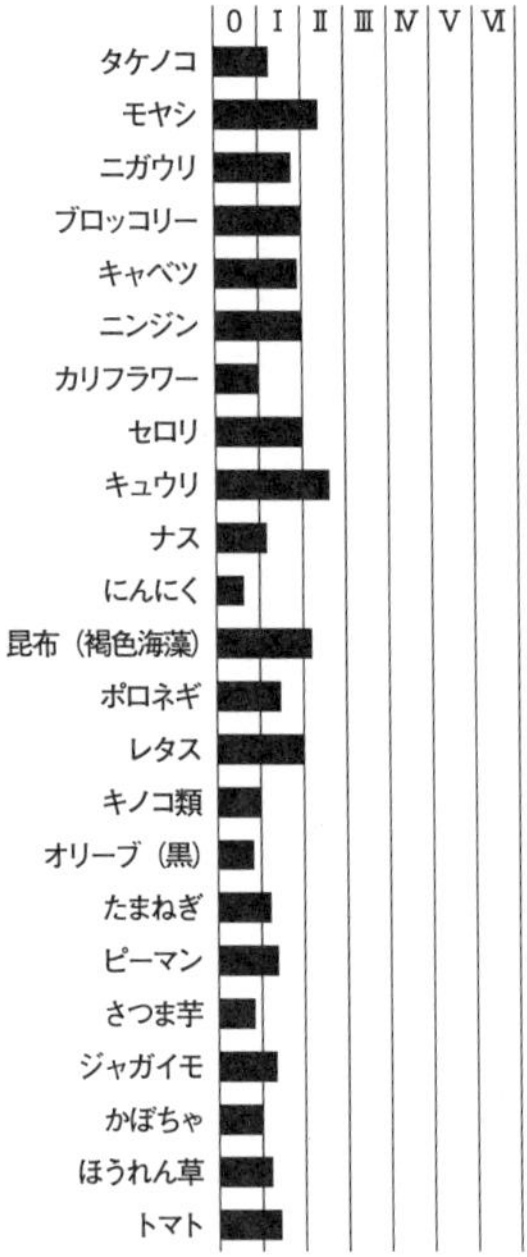
0 Ⅰ Ⅱ Ⅲ Ⅳ Ⅴ Ⅵ
タケノコ
モヤシ
ニガウリ
ブロッコリー
キャベツ
ニンジン
カリフラワー
セロリ
キュウリ
ナス
にんにく
昆布（褐色海藻）
ポロネギ
レタス
キノコ類
オリーブ（黒）
たまねぎ
ピーマン
さつま芋
ジャガイモ
かぼちゃ
ほうれん草
トマト

その他

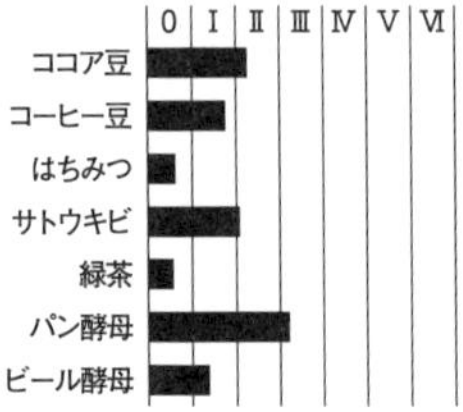
0 Ⅰ Ⅱ Ⅲ Ⅳ Ⅴ Ⅵ
ココア豆
コーヒー豆
はちみつ
サトウキビ
緑茶
パン酵母
ビール酵母

■症例7　アトピー性皮膚炎

妊娠中の母親・23歳

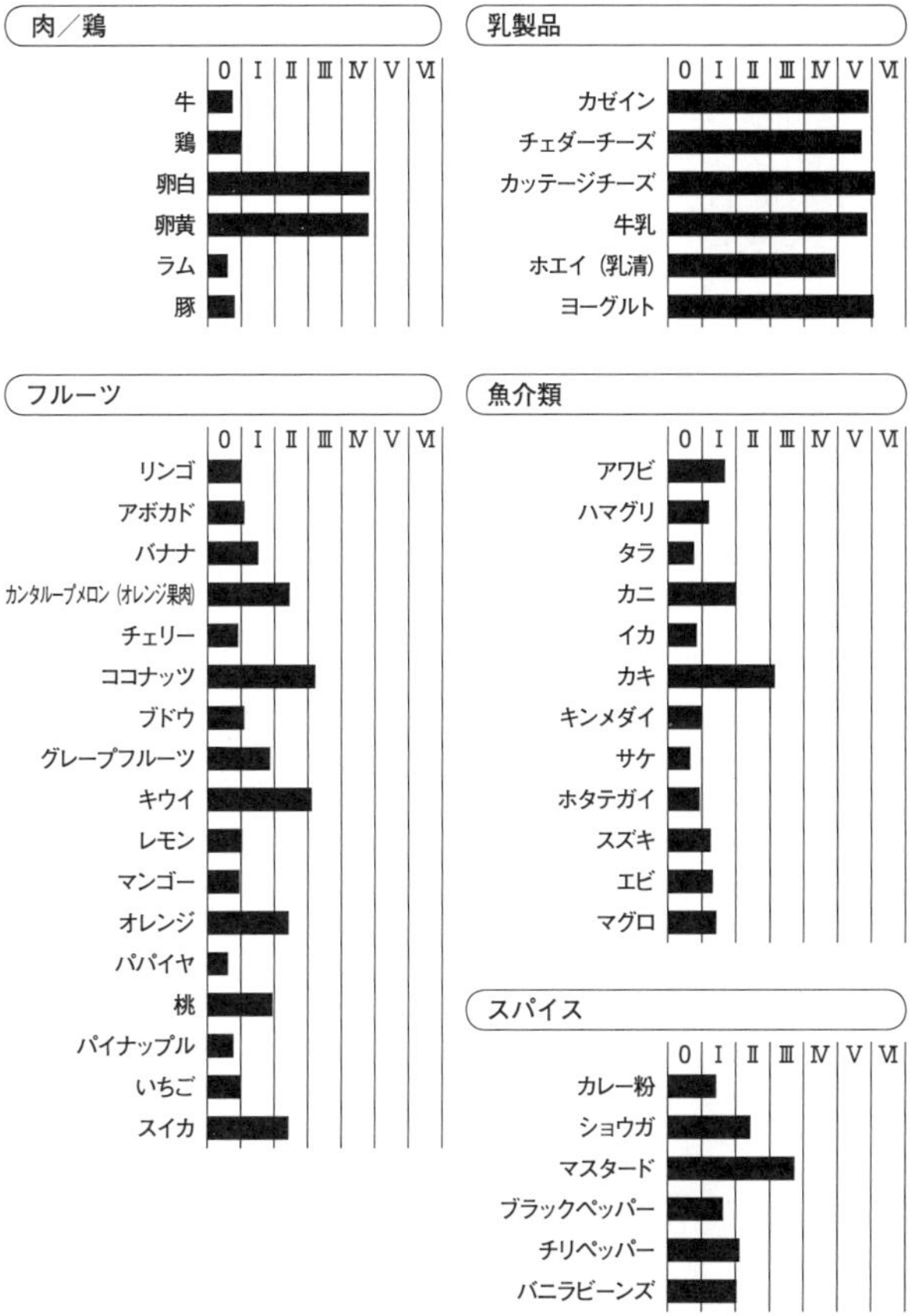

0	Ⅰ	Ⅱ	Ⅲ	Ⅳ	Ⅴ	Ⅵ
無反応	非常に低い	低い	中程度	高い	非常に高い	極めて高い

妊娠前から、血液検査に基づいて亜鉛、ヘム鉄、ビタミンB群などのサプリメントを摂取していただいていたので、つわりは、一人目の妊娠の際に比べると軽かったそうですが、女性自身の湿疹がつらそうでした。彼女の遅延型フードアレルギー検査をすると、卵や乳製品に強陽性、他の多種抗原に陽性反応が出ていました。栄養療法をするだけでなく、遅延型フードアレルギーの食品の除去食もお勧めしました。サプリメントで栄養素を補給しても、腸粘膜でアレルギー炎症が起きていると、吸収されにくいということもありますし、炎症によって発生する活性酸素を消去するために亜鉛や鉄などの栄養素を消費してしまうためなのか、栄養療法の効果が出にくいことがあるからです。

亜鉛は、活性酸素を消去するスーパーオキサイドジスムターゼという酵素の活性中心（酵素の中で化学反応が起こる部位）です。亜鉛が関わる酵素は200くらいあるといわれています。妊娠28週あたりから、母から胎児へ亜鉛が移動しますので、この期間に母親が亜鉛不足のまま過ごすことは、生まれた赤ちゃんの亜鉛不足を招く可能性があります。亜鉛は、DNAの合成に重要な酵素が関わっていますので、細胞分裂の盛んな粘膜や皮膚などを健康にするためには必須の栄養素です。

また、日本では、貧血と診断されていなくても、鉄欠乏の妊婦さんがとても多いことを、たくさんの妊婦さんの血液検査をさせていただきましたので、実感しています。さらに、アトピー性皮膚炎の患者さんは、腸での栄養吸収に問題があるためか、鉄の吸収も十分でないようです。妊娠中はさらに、血液循環量の増加や、胎児のフェリチンへの移動など需要が高いため、ますます鉄欠乏になりやすくなってしまいます。

実は、この女性の第一子の女の子（症例8）はアトピー性皮膚炎がありました。また、ミルクの飲みがわるい、便秘しやすいなどの消化器症状、ゼイゼイしやすいなど呼吸器の弱さを持っていました。第一子の妊娠中は、私は関わっていませんので、栄養療法も除去食もしていません。この女児も、遅延型フードアレルギー検査を1歳時に行っていますが、母親と類似した結果であることがわかりました。乳製品に陽性反応が出ていないのは、乳児期の湿疹で当院を受診されたときに、アレルギー用の加水分解乳に変えたことでミルクの飲みの改善や湿疹の改善が見られたので、乳製品除去を続けている状態で検査をしたからだと思います。

同時期に国内で検査したIgE抗体は、卵、牛乳、小麦などすべて陰性でした。この第一子のアトピー性皮膚炎も、遅延型フードアレルギー検査結果に対応した食事と栄養療法により、ステロイド軟膏を使わずに改善しています。2歳時の遅延型アレルギー検査では、卵に少し陽性反応が出ているのみになっていました。

一般的なアトピー性皮膚炎の治療は、皮膚科でも、小児科でも、まずステロイド軟膏を使って、皮膚の炎症を抑えることが治療の中心です。最近は、「プロアクティブ療法」といって皮膚炎がおさまったように見えても、毎日予防的に塗ることがアレルギー予防になるという考え方が学会などで会員へ伝えられるようになってきました。

ステロイド軟膏を医師の指示通りに毎日塗っても改善しないときに、初めてフードアレルギーの関与を考慮することになります。本当は、国内で実施可能な検査である即時型フードアレルギー（IgE抗体）に陽性反応が出ているだけでは、アトピー性皮膚炎の原因の食物だと決めてはいけないことになっています。除去試験や負荷試験をした上で、除去を決定するのが正しい方法です。しかし、まだまだ混乱しているように思います。IgE抗体が高いときには、即時型フードアレルギー症状が出る可能性を持っていますので、なかなか乳幼児に負荷試験をすることは困難なことです。即時型フードアレルギーでは、アナフィラキシーのような命に関わる重篤な症状が出現する可能性があります。また、複数の抗原が関与しているときに、一種類の食物を除去しただけでは、湿疹は改善しませんので、除去試験というのも、判断が難しいのです。

逆に、「IgE抗体が、卵や牛乳、小麦、大豆、米などすべて陰性だから、フードアレルギーはまったく関係ないですよ」と診断を受けながら、重症のアトピー性皮膚炎で来院された患者さんたちもいます。遅延型フードアレルギーの検査をすると、多数抗原が陽性反応であることを何人も経験しています。しかし、IgE抗体が陰性であると、食物アレルギーは関係ないとみなされてしまうのです。

「胎児期および乳幼児期の望ましくない環境がエピゲノム変化（遺伝子ではなく、環境などの後天的な影響による変化）を起こし、出生後の環境との相互作用によって、生活習慣病などの疾病が発症する」という学説があります。DOHaD（Developmental Origins of Health and Disease）という概念で、世界中で研究が行われています。出生時の体重が低いほうが、将来的にメタボリックシンドロームになりやすいなどということがわかっています。

「小さく生んで大きく育てよ」は間違いだったということになります。日本は低出生体重児の割合が増加していますし、若い女性の「やせ志向」や栄養摂取不足もあり、また紫外線を避けることでビタミンD不足になってしまうことなど、国民に周知してほしい問題は

ナッツ・穀物

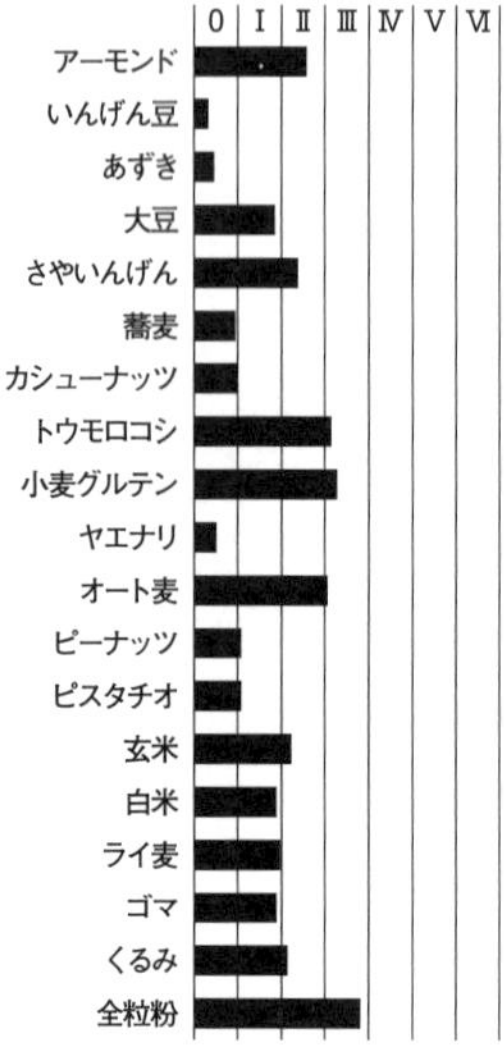
0 Ⅰ Ⅱ Ⅲ Ⅳ Ⅴ Ⅵ
アーモンド
いんげん豆
あずき
大豆
さやいんげん
蕎麦
カシューナッツ
トウモロコシ
小麦グルテン
ヤエナリ
オート麦
ピーナッツ
ピスタチオ
玄米
白米
ライ麦
ゴマ
くるみ
全粒粉

野菜

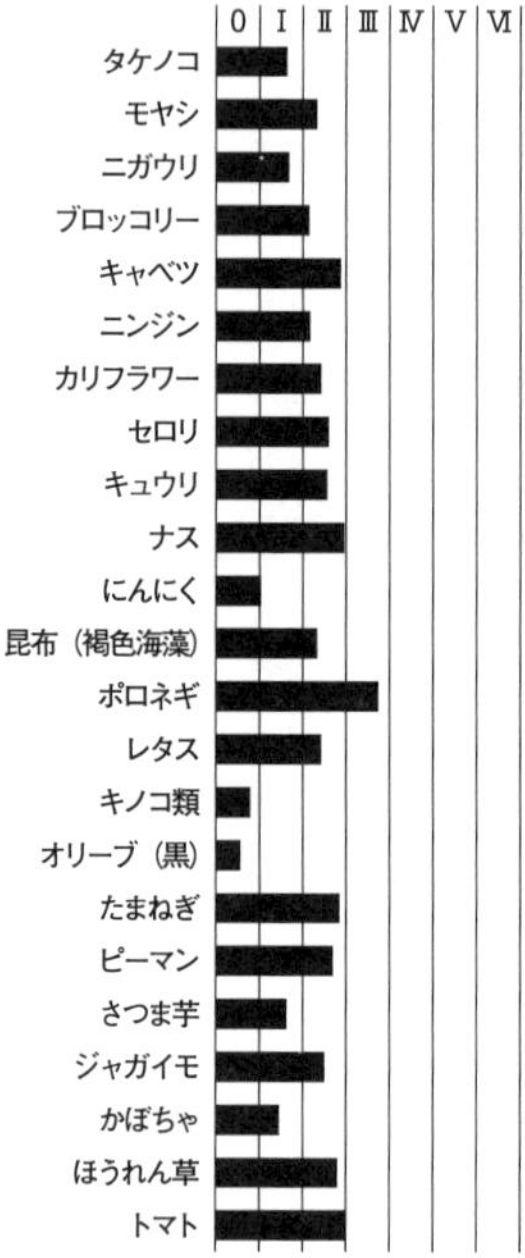
0 Ⅰ Ⅱ Ⅲ Ⅳ Ⅴ Ⅵ
タケノコ
モヤシ
ニガウリ
ブロッコリー
キャベツ
ニンジン
カリフラワー
セロリ
キュウリ
ナス
にんにく
昆布（褐色海藻）
ポロネギ
レタス
キノコ類
オリーブ（黒）
たまねぎ
ピーマン
さつま芋
ジャガイモ
かぼちゃ
ほうれん草
トマト

その他

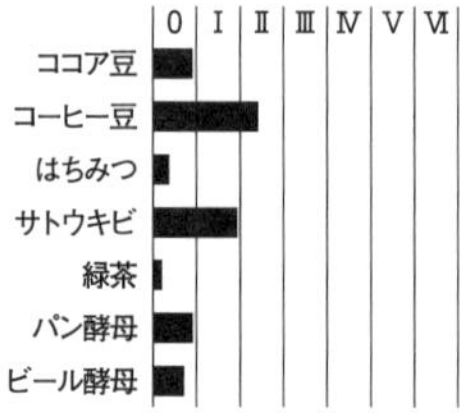
0 Ⅰ Ⅱ Ⅲ Ⅳ Ⅴ Ⅵ
ココア豆
コーヒー豆
はちみつ
サトウキビ
緑茶
パン酵母
ビール酵母

■症例8　アトピー性皮膚炎　治療前

女児・1歳

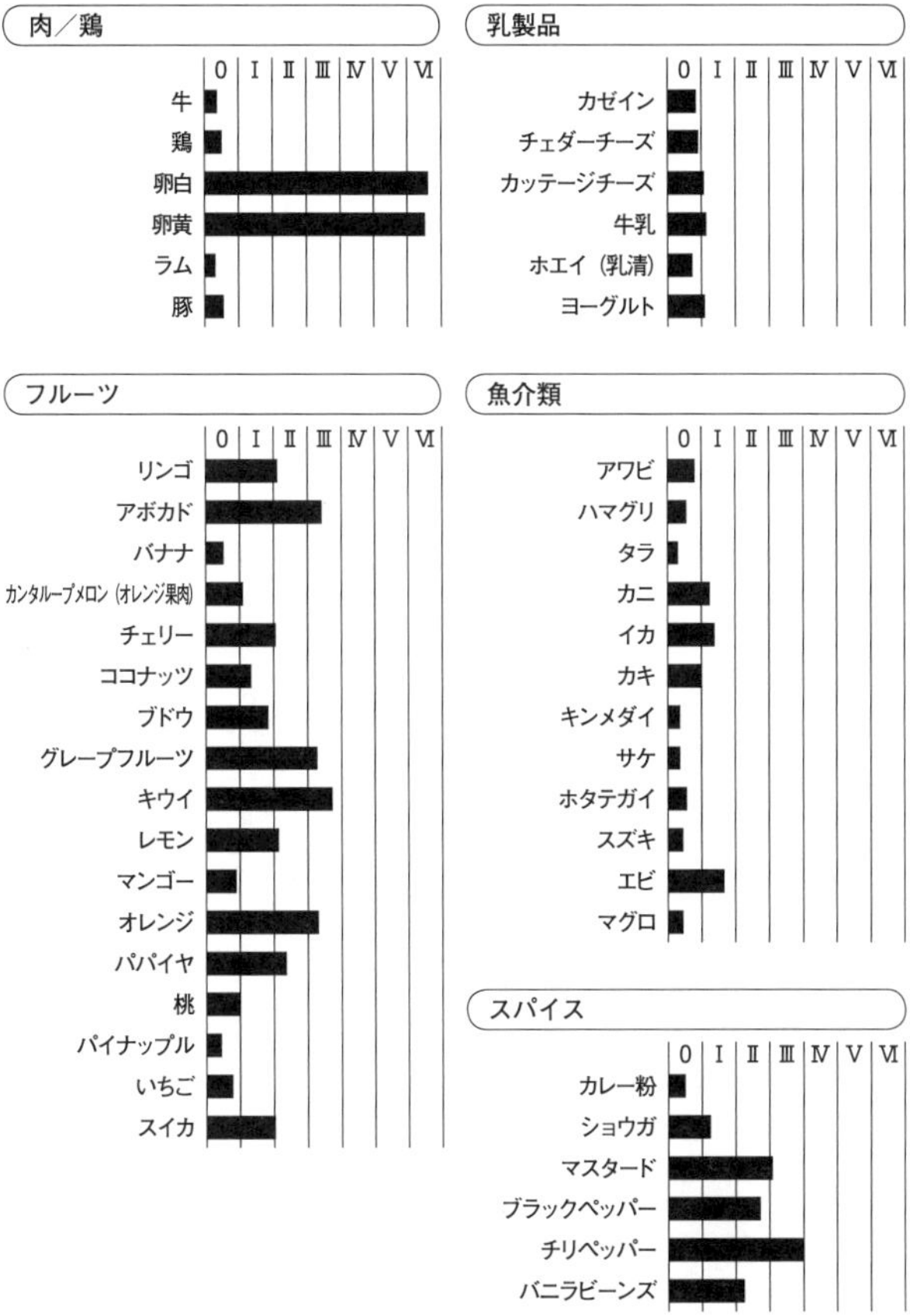

0	Ⅰ	Ⅱ	Ⅲ	Ⅳ	Ⅴ	Ⅵ
無反応	非常に低い	低い	中程度	高い	非常に高い	極めて高い

ナッツ・穀物

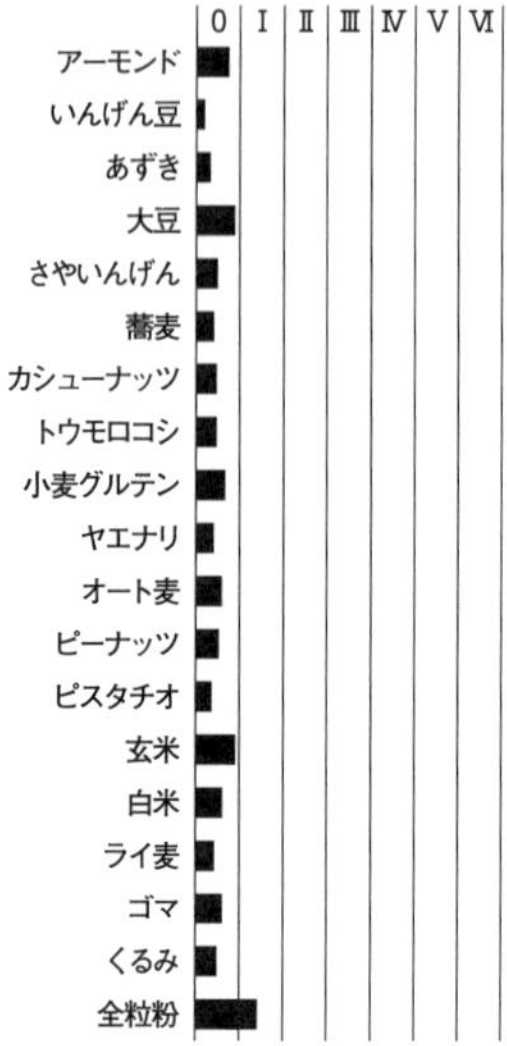
0
I
II
III
IV
V
VI
アーモンド
いんげん豆
あずき
大豆
さやいんげん
蕎麦
カシューナッツ
トウモロコシ
小麦グルテン
ヤエナリ
オート麦
ピーナッツ
ピスタチオ
玄米
白米
ライ麦
ゴマ
くるみ
全粒粉

野菜

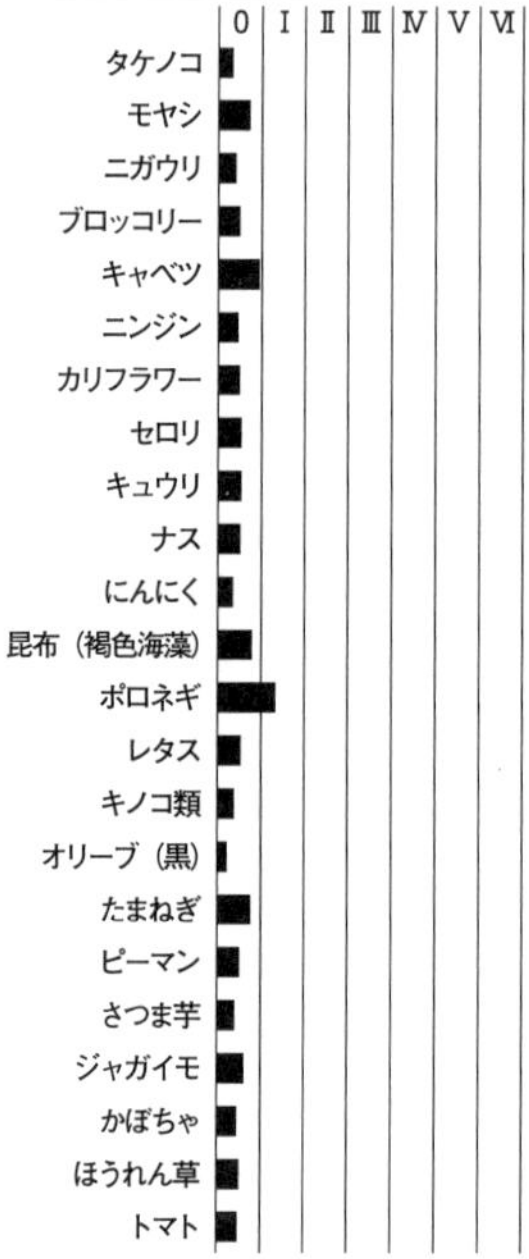
0
I
II
III
IV
V
VI
タケノコ
モヤシ
ニガウリ
ブロッコリー
キャベツ
ニンジン
カリフラワー
セロリ
キュウリ
ナス
にんにく
昆布（褐色海藻）
ポロネギ
レタス
キノコ類
オリーブ（黒）
たまねぎ
ピーマン
さつま芋
ジャガイモ
かぼちゃ
ほうれん草
トマト

その他

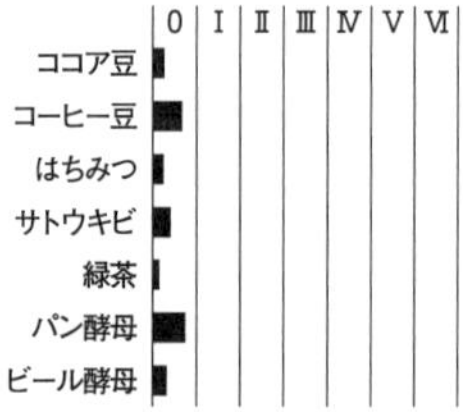
0
I
II
III
IV
V
VI
ココア豆
コーヒー豆
はちみつ
サトウキビ
緑茶
パン酵母
ビール酵母

■症例8　アトピー性皮膚炎　治療後

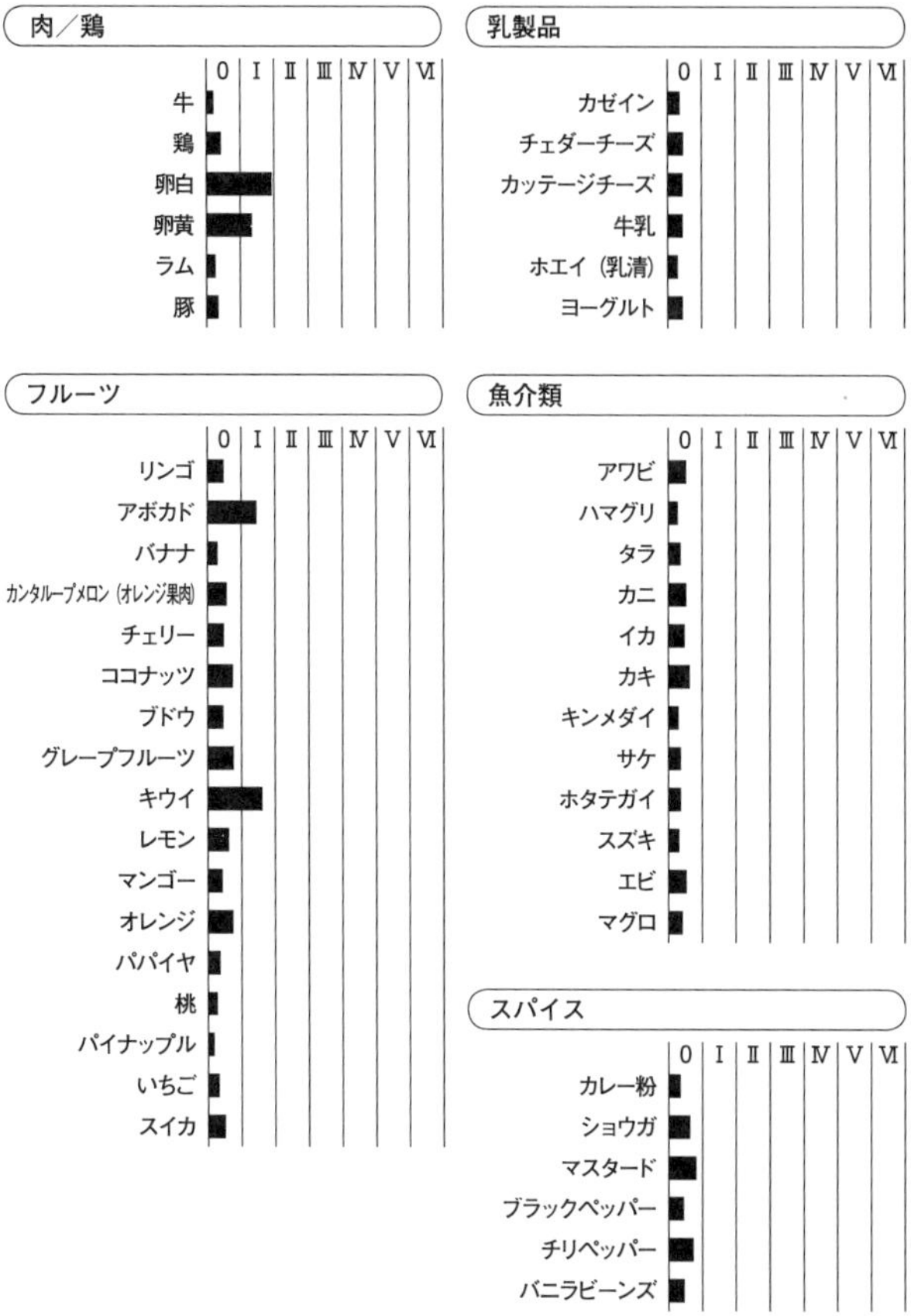

0	I	II	III	IV	V	VI
無反応	非常に低い	低い	中程度	高い	非常に高い	極めて高い

たくさんあります。疾病の予防は、胎児期から始めなければならないということでしょうね。

実際、私の経験したことでは、一卵性双生児であるのに、片方だけがアトピー性皮膚炎になっていたり、片方だけが発達障害であったりということもありました。DNAだけでは決まらない、胎児期の栄養などの環境によって遺伝子の発現に変化が出るということでしょう。一卵性双生児でも、出生時の体重差が大きかったり、多血症の子と貧血の子がいるように、母親からの栄養の供給差ができてしまうこともあるのです。貧血の子だけがアトピー性皮膚炎になったケースもありましたので、これもやはり胎児期の栄養が関係しているといえるかもしれません。

「除去食」をしても改善しない子ども

（上符） これまで多くの患者さんを診ていますが、中には除去食や栄養療法、腸内環境を整えるサプリメントを摂ってもらっても、IgG抗体が思うように下がらない患者さんもいました。先生の患者さんの中でも、そのような例があればお聞かせください。

（谷口） 悩ましい部分ですね。うちでもこれまでに何人かそのような患者さんを診てきました。

中学3年生の15歳の男の子（症例9）の例を紹介しましょう。この男子中学生は小学生の頃から、アトピー性皮膚炎の治療で通院していました。遅延型フードアレルギーでは、たくさんの食物に陽性反応があり、除去食と栄養療法でアトピー性皮膚炎は徐々に改善していきました。小学校低学年まではステロイド軟膏による対症療法（病気の原因に対してではなく、表面的な症状を軽減させたり消失させる治療法）をやっていたので、治療は難渋しましたが、根気よく親子が取り組んでくださったので、中学生になる頃にはほとんど軟膏を塗ることもなく過ごせるようになっていました。しかし、遅延型フードアレルギーはなかなか改善しませんでした。

中学生になってから、学校に行くことがストレスになってきました。頭の良い子なので、自分の状態を客観的に分析して、「友達と話していて、共感して楽しいと思うことがない」といいます。大学病院の小児精神科専門医に紹介したところ、自閉症スペクトラム（ＡＳＤ）ということでした。その中には、ＩＱは正常かむしろ高いくらいなのに、社会性の障害があり、人との心の交流を築くことが難しいという発達障害もあります。彼には、その傾向が見られました。

ナッツ・穀物

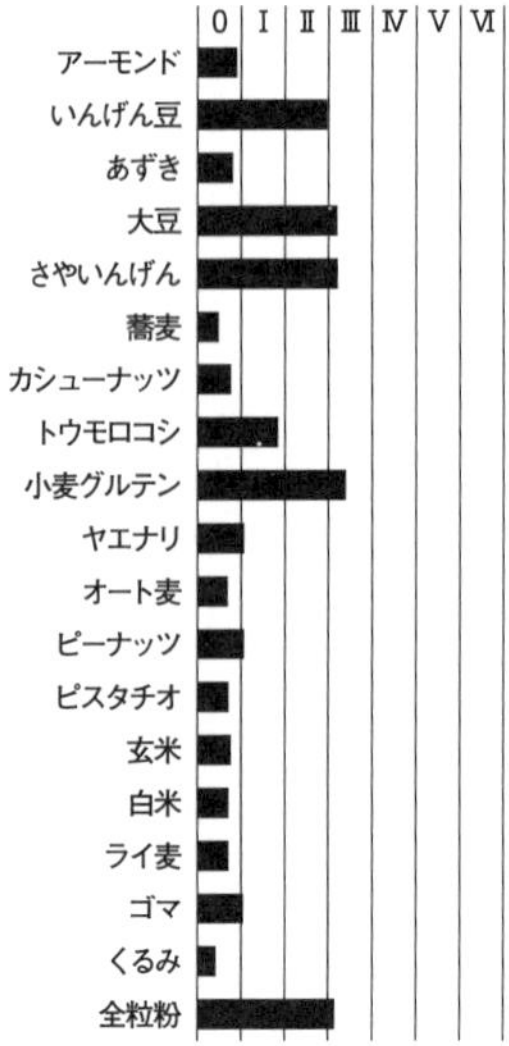
0 Ⅰ Ⅱ Ⅲ Ⅳ Ⅴ Ⅵ
アーモンド
いんげん豆
あずき
大豆
さやいんげん
蕎麦
カシューナッツ
トウモロコシ
小麦グルテン
ヤエナリ
オート麦
ピーナッツ
ピスタチオ
玄米
白米
ライ麦
ゴマ
くるみ
全粒粉

その他

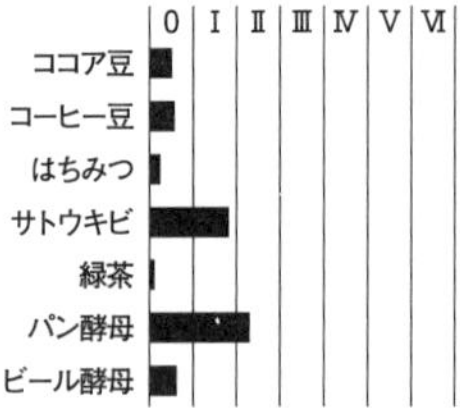
0 Ⅰ Ⅱ Ⅲ Ⅳ Ⅴ Ⅵ
ココア豆
コーヒー豆
はちみつ
サトウキビ
緑茶
パン酵母
ビール酵母

野菜

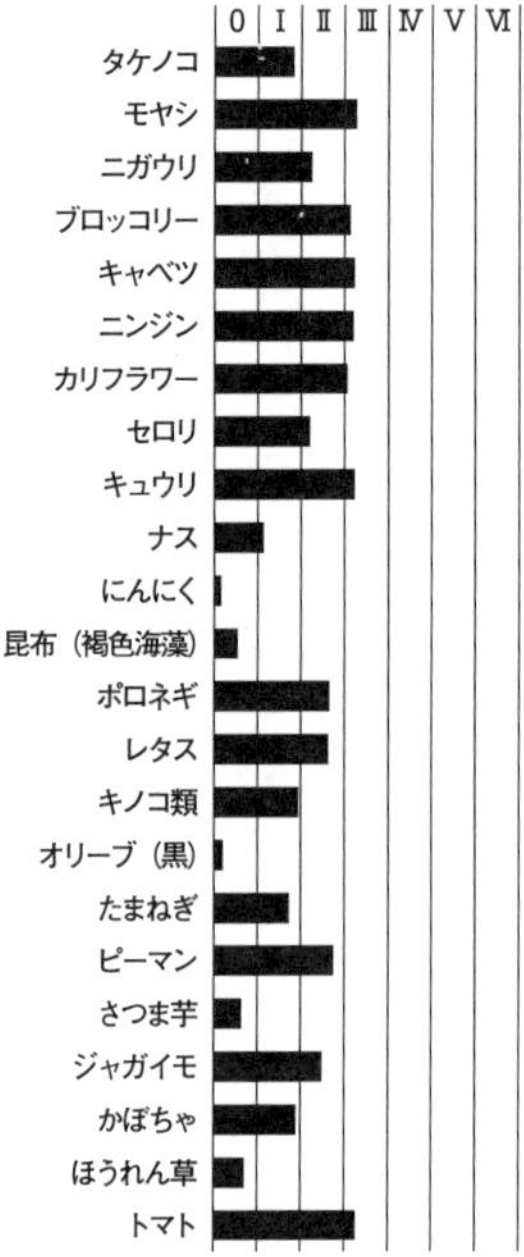
0 Ⅰ Ⅱ Ⅲ Ⅳ Ⅴ Ⅵ
タケノコ
モヤシ
ニガウリ
ブロッコリー
キャベツ
ニンジン
カリフラワー
セロリ
キュウリ
ナス
にんにく
昆布（褐色海藻）
ポロネギ
レタス
キノコ類
オリーブ（黒）
たまねぎ
ピーマン
さつま芋
ジャガイモ
かぼちゃ
ほうれん草
トマト

■症例9　アトピー性皮膚炎　治療前

中学生（男子・15歳）

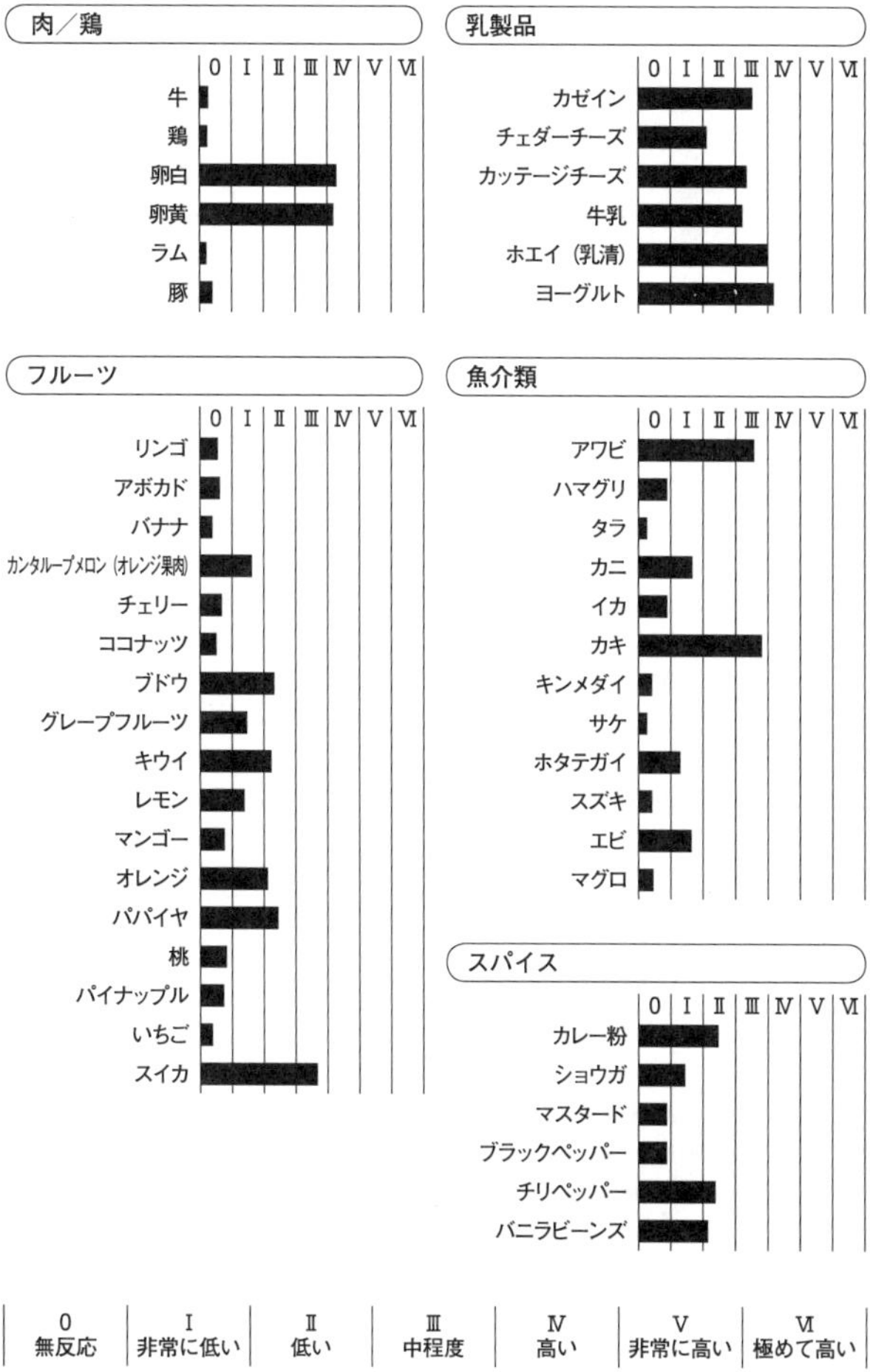

ナッツ・穀物

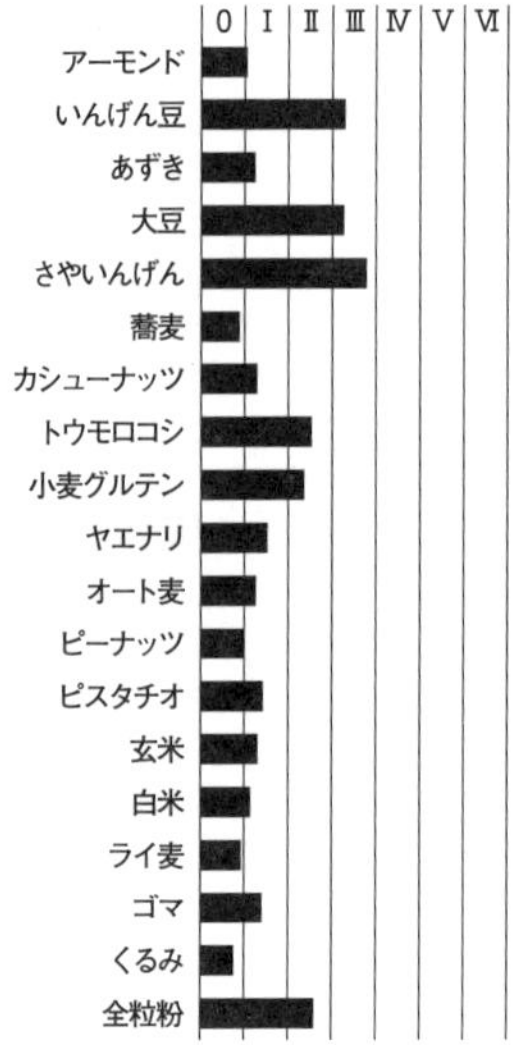
0 Ⅰ Ⅱ Ⅲ Ⅳ Ⅴ Ⅵ
アーモンド
いんげん豆
あずき
大豆
さやいんげん
蕎麦
カシューナッツ
トウモロコシ
小麦グルテン
ヤエナリ
オート麦
ピーナッツ
ピスタチオ
玄米
白米
ライ麦
ゴマ
くるみ
全粒粉

野菜

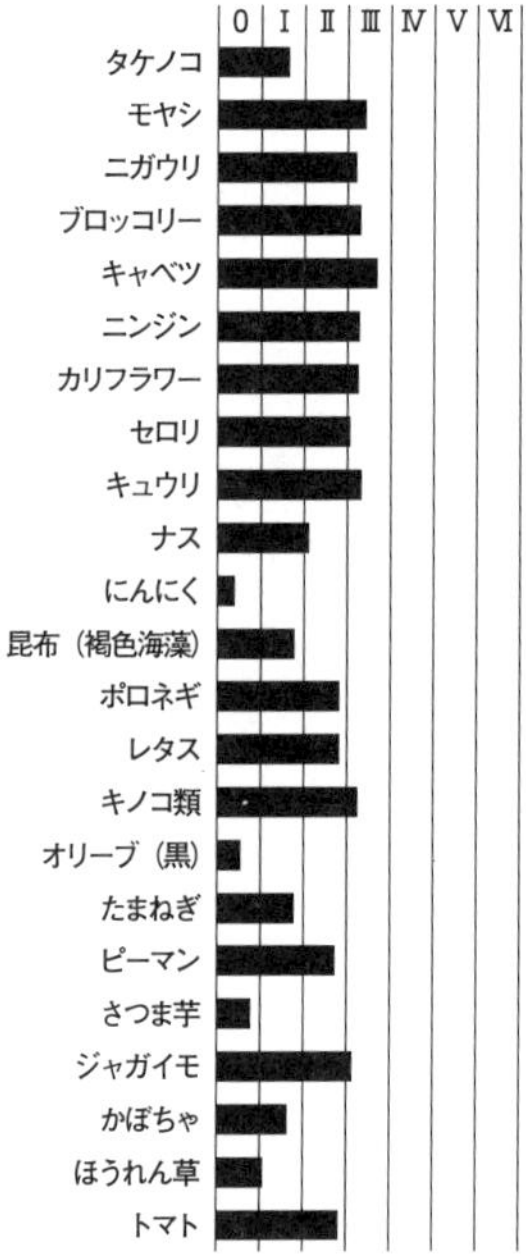
0 Ⅰ Ⅱ Ⅲ Ⅳ Ⅴ Ⅵ
タケノコ
モヤシ
ニガウリ
ブロッコリー
キャベツ
ニンジン
カリフラワー
セロリ
キュウリ
ナス
にんにく
昆布（褐色海藻）
ポロネギ
レタス
キノコ類
オリーブ（黒）
たまねぎ
ピーマン
さつま芋
ジャガイモ
かぼちゃ
ほうれん草
トマト

その他

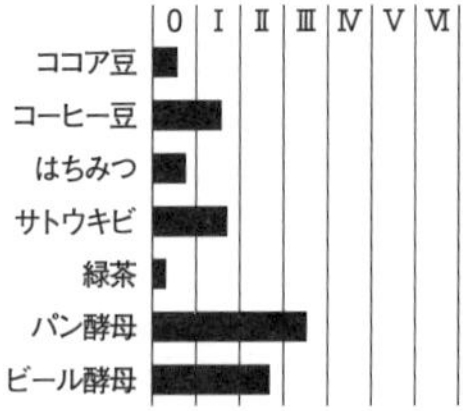
0 Ⅰ Ⅱ Ⅲ Ⅳ Ⅴ Ⅵ
ココア豆
コーヒー豆
はちみつ
サトウキビ
緑茶
パン酵母
ビール酵母

■症例9　アトピー性皮膚炎　治療後

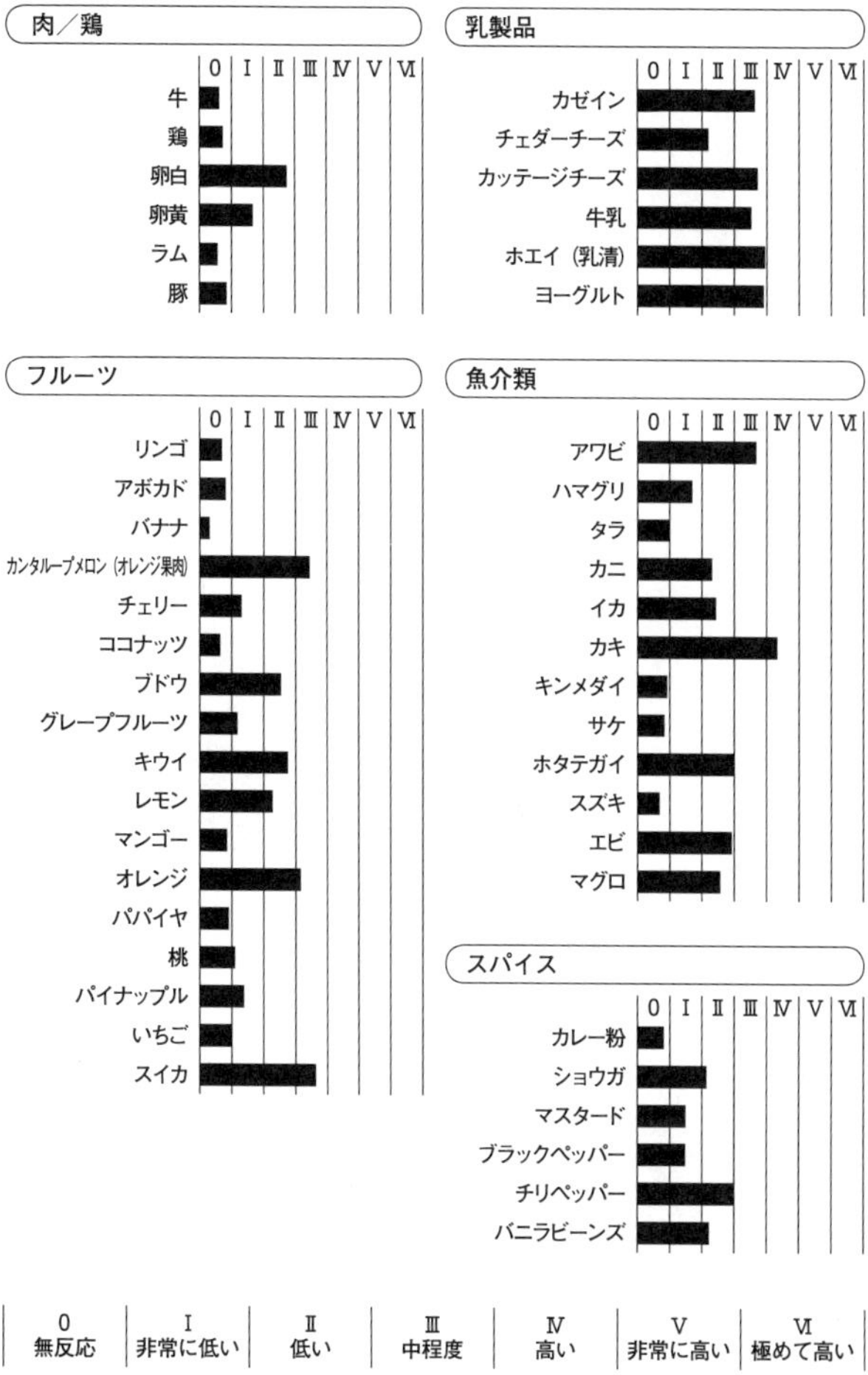

たまたまかもしれませんが、当院に風邪などでかかる自閉症の幼児が5〜6人ほどいらっしゃいますが、皆さん、アトピー性皮膚炎や喘息、アレルギー性鼻炎などのいわゆるアレルギー疾患も伴っています。そのうち3人は、遅延型フードアレルギー検査を実施していますが、2人は多数の食物に陽性ですし、1人は乳製品と小麦に強陽性です。

発達障害を専門にする医師にそのことをお話ししても、「アレルギー疾患は、今は多いですから、発達障害の子もアレルギー疾患にかかることもあるでしょう」という返事でした。アレルギー疾患があることと、発達に問題を抱えることが、根底ではつながっているかもしれないとは、小児アレルギー専門医と小児神経専門医というように細分化された医療では考えられないのかもしれませんね。

この中学生は、除去食も栄養療法も続けていただいても、なぜかIgG抗体が思うように下がりません。皆が皆、すんなりとIgG抗体が下がるというわけではないのです。そういった患者さんたちに対して、栄養療法を実践する医師たちの間でも、いろいろと研究が続けられています。腸内環境を改善するために、善玉菌を植菌《しょっきん》する、カンジダなどの菌を除菌する、腸粘膜の炎症を抑えたり、再生を促すなど、さまざまなサプリメントを開発しています。うまくいく人が大半ではあるのですが、一部の患者さんは、なかなか改善しにくいので、そういう方をどのようにして治していくのかが、これからの課題だと思っています。

ここまで小児科の谷口先生が診てきた遅延型フードアレルギーの子どもや母親の症例を紹介しました。子どもの遅延型フードアレルギーは皮膚症状や消化器症状だけでなく、発達障害や神経症状など多彩な現れ方をすることがわかります。

ここからは欧米の文献などをもとに、子どもに現れやすい遅延型フードアレルギーの症状を紹介します。

注意欠陥多動性障害

注意欠陥多動性障害は、その名称の通り、授業中でも落ち着きなく歩き回るなどの多動性、著しい不注意、そして自分を抑えられない衝動性を特徴とする発達障害です。アメリカ精神医学会の精神疾患の診断基準（DSM-Ⅳ）では、次の5項目すべてを満たせば注意欠陥多動性障害と診断されます。

①不注意（活動に集中できない、気が散りやすい、物をなくしやすい、順序だてて活動に取り組めないなど）と多動・衝動性（じっとしていられない、静かに遊べない、待つことが苦手で、他人のじゃまをしてしまうなど）が同程度の年齢の発達水準に比べて、より頻繁に、強く認められること
②症状のいくつかが7歳以前から認められること
③学校や家庭など2つ以上の状況において障害となっていること
④発達に応じた対人関係や学業的、職業的な機能において、これらの症状が障害となっていること
⑤広汎性発達障害や統合失調症など、他の発達障害や精神障害による不注意、多動、衝動性ではないこと

イギリスでは100万人、アメリカでは300万人の注意欠陥多動性障害の子がいると推定され、男女比は3対1で男子に多く、3分の1以上が大人になっても治らないとされています。

広く認められているわけではありませんが、フードアレルギーと食品添加物が子どもの注意欠陥多動性障害を誘発していると考えられています。ドイツのミュンヘン大学の博

士らが、重症の注意欠陥多動性障害の子どもたち76人にアレルギーを起こしにくい食事を4週間続けたところ、82％が改善し、4人に1人は完治したというのです。子どもたちが摂る46種の食品を調べたところ、大豆、牛乳、小麦粉、ブドウ、チョコレート、オレンジ、卵、ピーナッツが共通するアレルゲンでしたが、キャベツ、レタス、カリフラワー、セロリ、それにアヒルの卵にはアレルギーを起こさなかったそうです。

自閉症スペクトラム

子どもの現代病ともいわれている自閉症ですが、悩んでいる親御さんも多いと思われます。自閉症スペクトラムは脳機能の障害により幼児期に発症する発達障害です。前出のアメリカ精神医学会の診断基準では、3歳までに次の3項目が現れていたら自閉症スペクトラムと診断します。

① 社会性の障害（目を合わせない、同年代の子どもと遊べないなど）
② コミュニケーションの障害（言葉が話せなかったり言葉の発達に遅れがある、自分の好きな言葉を繰り返す、話しかけられても返事ができないなど）
③ 活動と興味の偏り（手をヒラヒラさせたりピョンピョン跳ねるなど同じ動作を繰り返

す、教えないのに標識や数字に興味を持って世界の国旗や時刻表を覚えてしまうなど）

欧米の研究によると、自閉症スペクトラムは注意欠陥多動性障害よりもフードアレルギーの影響が強く、とくに小麦粉と牛乳が引き起こしている証拠があるそうです。そのため、自閉症の子どもを持つ親は、食生活を改善する必要があるといいます。

小麦粉のグルテンと牛乳のカゼインが自閉症を引き起こすのは、これらが分解されてペプチドになると脳内物質のエンドルフィンに似ているため、脳内でヘロインやモルヒネなど麻薬のような働きをするからといいます。不注意や集中力欠如、攻撃的、自傷行為などの問題行動を引き起こしたりします。

小麦粉と牛乳のほかにも、乳製品、柑橘《かんきつ》類、チョコレート、野菜類（ジャガイモ、トマト、ナス）、食品ではありませんがアスピリンや解熱剤（パラセタモール）も自閉症スペクトラムを引き起こすので、自閉症の子を持つ親御さんには、子どものアレルギー検査を受けるよう勧めています。

喘息

イギリスでは子どもの5人に1人、大人の25人に1人が喘息で、15歳以下が学校を長期欠席する原因のトップになっています。

アレルギーは気管支を締め付け、のどをゼイゼイいわせたり、咳き込ませたり、ときには呼吸困難をもたらします。喘息の子は、発作が過ぎ去っても、いつまた発作が起こるかと怯《おび》えたりします。発作を抑える吸入薬は問題を解決するわけではありません。吸入薬は炎症がおさまる前に気管支の拡張を行うもので炎症そのものを抑えるわけではありません。また、コルチコステロイドが含まれる吸入ステロイド薬（ＩＣＳ）は、小児期に長期間連用すると、最終身長が平均より若干低くなるといわれ、１年間使用して約１・２センチの差が生まれてしまうとされています。

吸入薬によって喘息発作を抑えるのは限界があります。喘息の子には遅延型フードアレルギー検査をすることをお勧めします。

睡眠障害と夜尿症

多くの親は子どもを寝かしつけるのに苦労していますが、遅延型フードアレルギーが子どもたちを神経過敏にしている可能性に気づいていません。寝る前のコップ一杯の牛乳が事態を悪化させているのかもしれません。

71人の乳児を調べたところ50人が睡眠不足で、共通しているのは牛乳アレルギーを持っているということでした。睡眠障害を抱える乳児は牛乳に対する抗体値が高く、牛乳を除去したところ、睡眠のパターンが正常に戻りました。その乳児たちに再び牛乳を飲ませたところ、また睡眠不足になりました。

牛乳が不眠症の原因だとしたら、子どもたちの食事から牛乳を除去すべきです。調査では6週間以内に子どもたちは眠りにつくのが早くなり、平均睡眠時間が5時間半から13時間にまで変化しました。

夜尿症もまた、小さな子がいる多くの家庭の悩みです。実際、10〜15%が布団を濡らし、そのうちの5%は大人になっても夜尿症が続きます。夜尿症の子は、おねしょで濡れた布団やおしっこの臭いが親を悩ませるのを見ると、罪悪感を持ち、自己評価が低くなります。そして、友だちとのお泊りを避けたり、物事に消極的になったりします。遅延型フードアレルギーが原因の注意欠陥・多動性障害の子にも広く夜尿症が認められます。

１９９０年代の初め、前述のドイツ・ミュンヘン大学の博士らが、ロンドンの小児病院で夜尿症を伴う偏頭痛や過敏症の子ども21人にアレルギー食品を除去した食事を与えたところ、症状が改善しました。食事が偏頭痛や過敏症の原因だったことを明らかにしただけでなく、食事を改善することで症状を軽減し、過半数の子の夜尿症を治してしまったのです。

夜尿症の子の多くは遅延型フードアレルギーを持っています。アレルギー反応が膀胱《ぼうこう》を刺激し睡眠障害を起こすため、おねしょをしてしまうのです。遅延型フードアレルギーが治ればぐっすり眠れるようになり、おしっこが溜《た》まったら目覚めることができるようになります。

母親のアレルギー抗体が子どもに移行する

牛乳でアレルギーを起こす人が少なくありません。乳幼児は消化管が未成熟なため、成人よりアレルギーを起こしやすいので、牛乳を原料とする粉ミルクを飲んでいる乳児もアレルギーを発症する確率は高くなります。

最近は赤ちゃんを粉ミルクではなく、母乳で育てようという母親が増えています。免疫力を高め、脳の成長を早める効果があるといわれていたり、アトピー性皮膚炎などのアレルギー予防などを考えているのでしょう。ところが、完全母乳で育てているにもかかわらず、生後1ヵ月でアトピー性皮膚炎を発症する例が少なくありません。

それは母親の免疫を受け継いでいるからです。生後半年までの乳児は、母乳を通して母親のIgE抗体やIgG抗体を受け継ぎます。もし、母親がフードアレルギーを持っていたら、それが乳児に引き継がれるのです。母親にアトピー性皮膚炎が出ていなくても、消化管が未成熟な乳児は発症してしまうのです。

そうした負のギフトを赤ちゃんに与えたくなかったら、妊娠を考えている人は遅延型フードアレルギー検査を受けておいたほうがよいでしょう。アレルギー抗体がなければ安心ですし、もしアレルギー抗体がある場合でも、除去食や栄養療法で改善させておけばよいのです。

赤ちゃんに遅延型フードアレルギーを引き継がせないと同時に、母親自身の遅延型フードアレルギーも改善するのですから、妊娠する前に遅延型フードアレルギー検査を受けてはいかがでしょうか。

妊娠中には危ない魚

魚は良質なタンパク質で、血管障害を予防したり、アレルギー反応を抑える働きがあるDHA（ドコサヘキサエン酸）やEPA（エイコサペンタエン酸）を多く含み、またカルシウムなどを摂ることができます。しかし、魚の種類によっては食物連鎖によって海中の水銀を取り込んでいます。そうした魚を極端にたくさん食べると水銀を取り込み、新生児がアトピー性皮膚炎やアレルギーを発症しやすくなるなどの影響が出てしまう可能性があります。

そのため厚生労働省は『これからママになるあなたへ』というパンフレットを作成して妊婦さんに配布しています。一般的に大きな魚ほど水銀を多く含みます。大きな魚が小さな魚を食べますが、その魚をもっと大きな魚が食べるという具合に、体が大きい魚ほど水銀を蓄積するからです。

厚生労働省のパンフレットは、魚の切り身1人前（80グラム）当たりに含まれる水銀量を「●」で表していて、1週間に食べても許容できるのは「●」1個までとしています。そして「●」半分は、キダイ、マカジキ、ユメカサゴ、ミナミマグロ（インドマグロ）、ヨシキリザメ、イシイルカ、クロムツがあげられ、「●」1個はキンメダイ、メカジキ、クロマグロ（本マグロ）、メバチマグロなど。イルカやクジラを食べる習慣はあまりありませんが、「●」2個がコビレゴンドウ、「●」8個がバンドウイルカとなっています。

具体的には、キダイの焼き物1切れ（●半分）とミナミマグロの刺身（●半分）なら合わせて「●」が1個分なので、1週間でこの2つを食べられます。また、1週目にキンメダイの焼き物（●1個）とミナミマグロの刺身（●半分）を食べたら「●」が1個半になるので、2週目はマカジキの刺身（●半分）だけにしなさい、という具合です。

■注意が必要なお魚について

1週間に●（黒丸印：水銀量）1個までが目安

刺身１人前、切身１切れに（それぞれ約80g）含まれる水銀量（●）	注意が必要なお魚の名前	１週間に食べるお魚の献立例 例１	例２
◐ 半個	キダイ　マカジキ ユメカサゴ ミナミマグロ （インドマグロ） ヨシキリザメ イシイルカ クロムツ（平成22年追加）	キダイの焼物1切れ （約80g） ◐ ミナミマグロの 刺身１人前 （約80g） ◐	マカジキの刺身 １人前 （約80g） ◐
		＋	＋
● １個	キンメダイ ツチクジラ メカジキ クロマグロ（本マグロ） メバチ（メバチマグロ） エッチュウバイガイ マッコウクジラ	なし	キンメダイの煮付 半人前 （約40g） ◐
		＋	＋
●● ２個	コビレゴンドウ	なし	なし
		＋	＋
●●●● ●●●● ８個	バンドウイルカ	なし	なし
		＋	＋
特には注意が必要でないもの キハダ　ビンナガ　メジマグロ ツナ缶　サケ　アジ　サバ　イワシ サンマ　タイ　ブリ　カツオ　など		ツナサラダ （通常の量で 差しつかえ ありません）	サケの焼物 （通常の量で 差しつかえ ありません） アジの開き
合計		● 目安の範囲内	● 目安の範囲内

出典：厚生労働省

第5章

「除去食」で遅延型フードアレルギーを改善させる

遅延型《ちえんがた》フードアレルギー検査

遅延型フードアレルギーの検査は、血液を2ccほど採取し、それを紙片に垂らして吸収させ、アメリカの検査機関に送ります。検査機関では、血液を蒸留水で戻して96個の容器に分け入れ、それぞれに調べたい食品の試薬を垂らします。卵白の試薬、小麦グルテンの試薬、牛乳の試薬という具合に、食品別の試薬が揃っているのです。それぞれの反応の強さを測定して検査結果をパネルに記載します。

こうした検査機関が日本にあれば、検査結果が早くわかり、料金も安くなるのですが、残念ながら日本にはまだありません。検査結果がわかるまでには3～4週間かかり、費用も4～5万円かかります。

当初はアメリカ人がよく食べる標準食96品目の「スタンダードフードパネル」だけでした。私も最初の3、4年はそれを使っていましたが、英語で記載されているし、日本にない食品も多かったのです。日本人はそれほど多くの種類の豆を食べないのですが、リマ豆（ライマメ）やピント豆など、聞きなれない食品も入っていました。逆に日本人が常食するような品目が少なく、使い勝手がよくなかったのです。

そこで、検査会社の代理店である株式会社ファーストヘルスジャパンと共に検査会社へ働きかけ、日本人向けに改良した日本語表記の「ジャパニーズフードパネル」をつくることになりました。

こうして日本人がよく食べるタケノコ、モヤシ、ニガウリ、ゴマなどが入った「ジャパニーズフードパネル」が2011年に完成したのです。

アメリカ人は乳製品をよく食べるので、「スタンダードフードパネル」にはゴートミルク（ヤギの乳）があり、チーズもモッツァレラ、チェダー、カッテージなどと細かく分かれ、アヒルの卵や七面鳥など日本ではあまり目にしないものもあるので、それらを外して日本人に馴染みのある食品を加えました。

もっとも、私のクリニックにはキャンプ座間《ざま》やキャンプ横須賀《よこすか》などに駐在するアメリカ人も来るので、アメリカ人が検査をする場合は「スタンダードフードパネル」を使っています。キャンプの中はアメリカなので、食生活もアメリカ式ですから。

今ではパネルのバリエーションがさらに増えて、「アジアンフードパネル」もあります。中華料理や東南アジアの料理に使われることが多い空芯菜《くうしんさい》、タロ芋、鴨、ガチョウ、スズキ、ウーロン茶などが入っています。日本人にも馴染みのあるナス、キュウリ、コーヒー豆などもありますが、乳製品は少ないです。

「スパイス／ハーブパネル」もあります。これはＵＡＥ（アラブ首長国連邦）の人が３人で来て検査したときに使いました。アラブの上流階級は肉をよく食べるのですが、味付けに変化をもたらすために香辛料をよく使うようです。そのとき検査をした一人はカレー粉に使うナツメグやクミンシードに高い陽性反応が出ました。日本人でこれほどの反応が出ることはないので、明らかに過剰摂取でした。体に良いとされるカレーですが、アレルギー反応を起こしているので、控えたほうがよいとアドバイスしました。

私が利用している検査機関は「ユーエス・バイオテック（US BioTek）」ですが、日本から利用できる検査機関はほかにもいくつかあります。ユーエス・バイオテックは棒グラフで「０」から「６」まで７段階のレベルを示しますが、３次元座標軸やＡＢＣＤ表記の検査会社もあります。

■スタンダードフードパネル：IgG／IgE

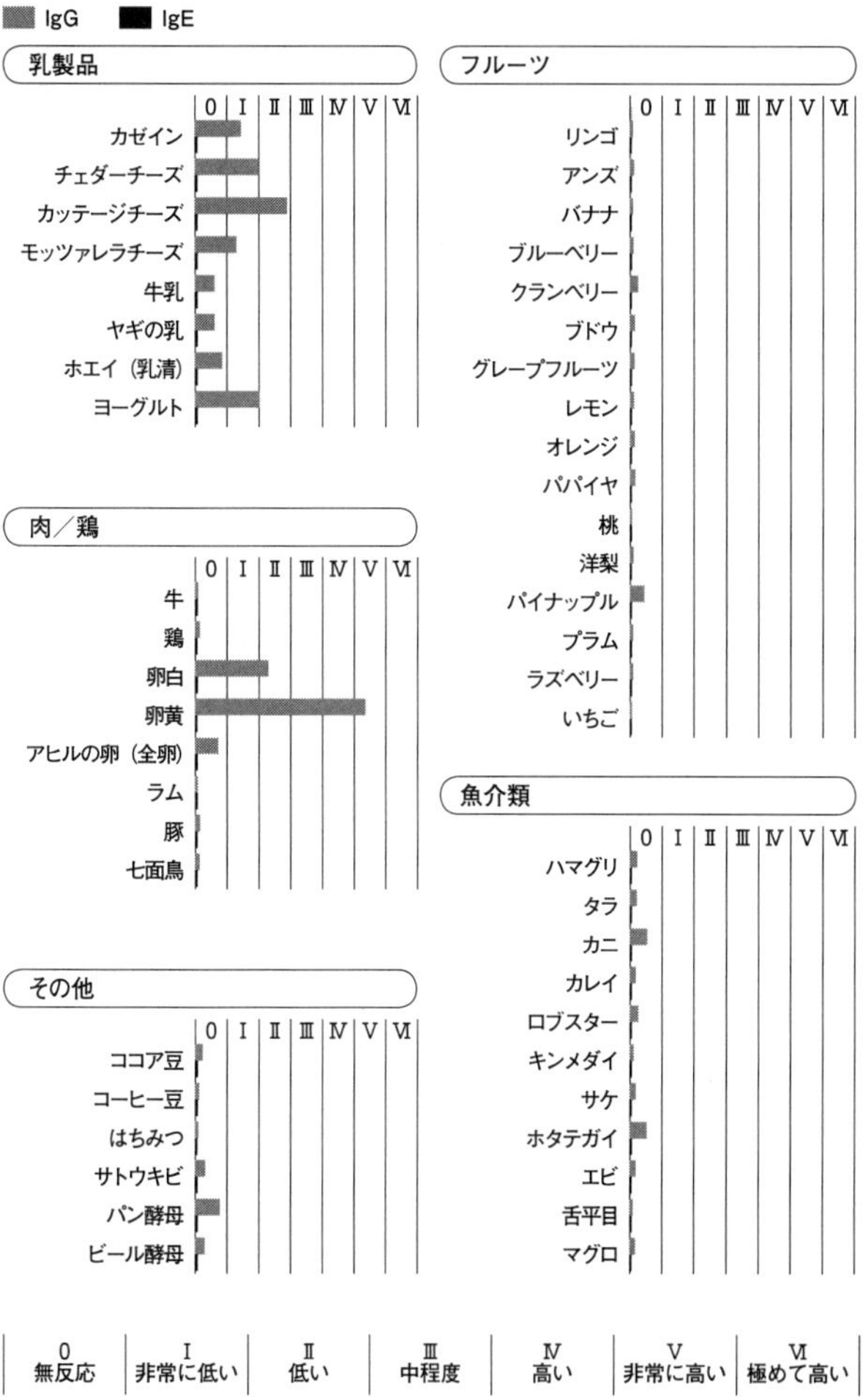

■スタンダードフードパネル：IgG／IgE

IgG　IgE

ナッツ・穀物

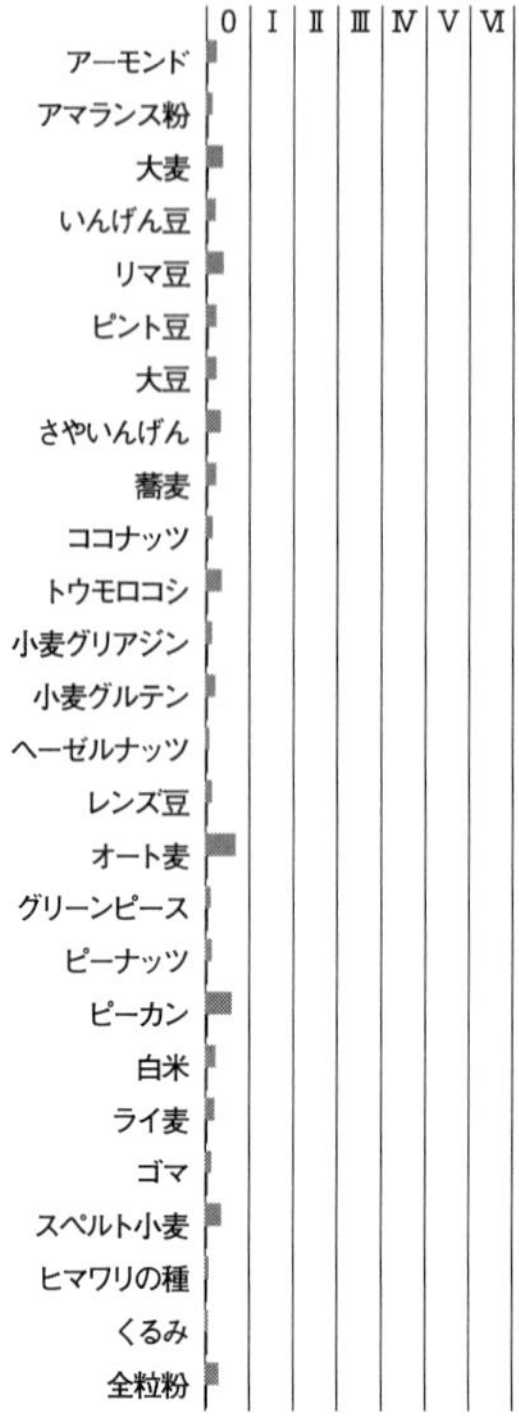

野菜

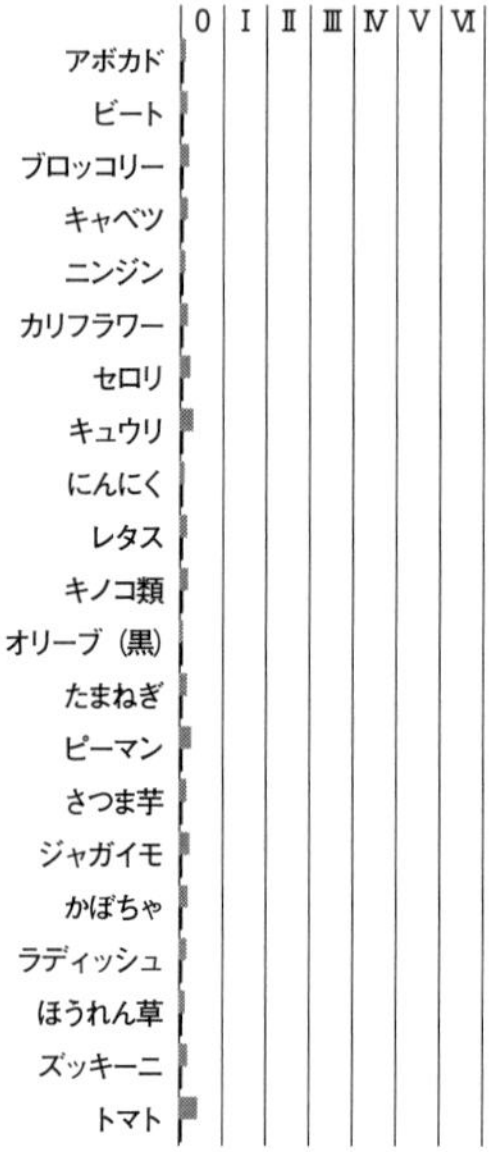

0	Ⅰ	Ⅱ	Ⅲ	Ⅳ	Ⅴ	Ⅵ
無反応	非常に低い	低い	中程度	高い	非常に高い	極めて高い

■ジャパニーズフードパネル

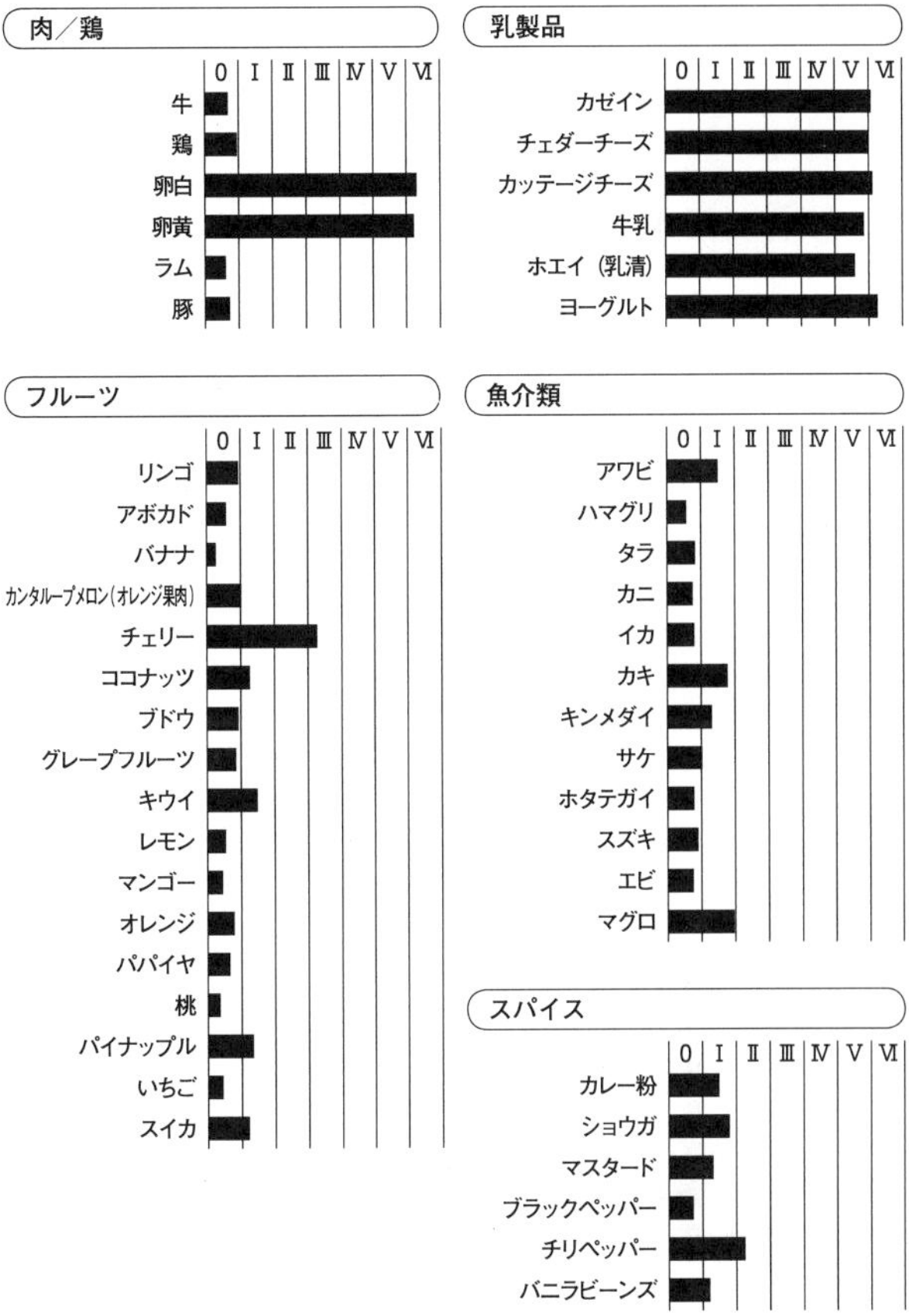

0	Ⅰ	Ⅱ	Ⅲ	Ⅳ	Ⅴ	Ⅵ
無反応	非常に低い	低い	中程度	高い	非常に高い	極めて高い

■ジャパニーズフードパネル

ナッツ・穀物

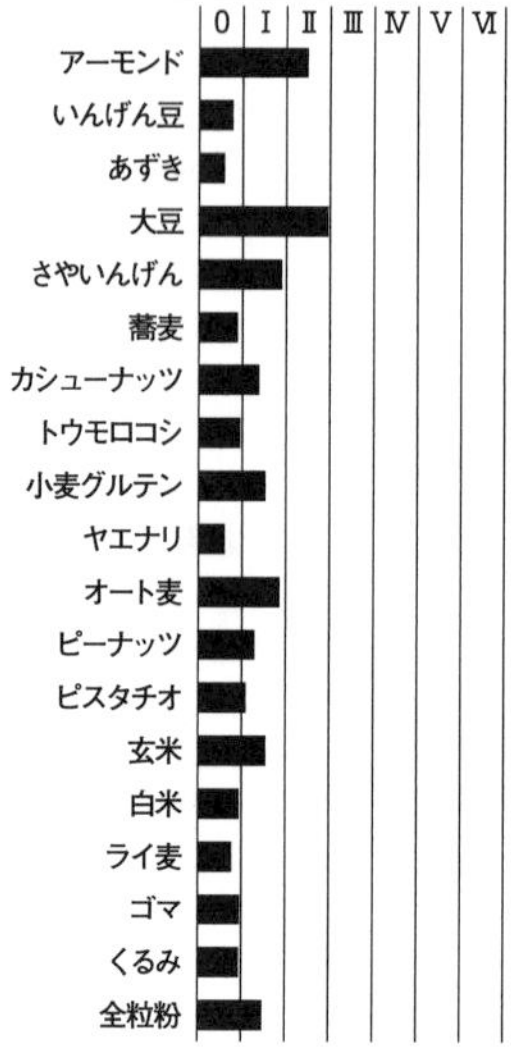

その他

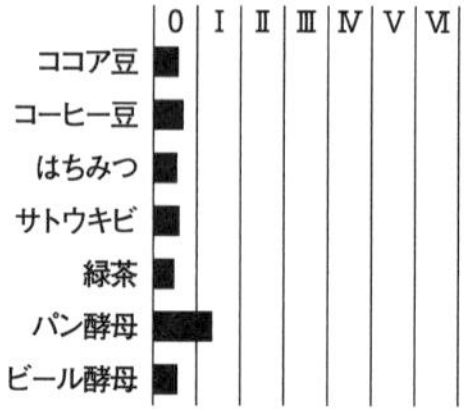

野菜

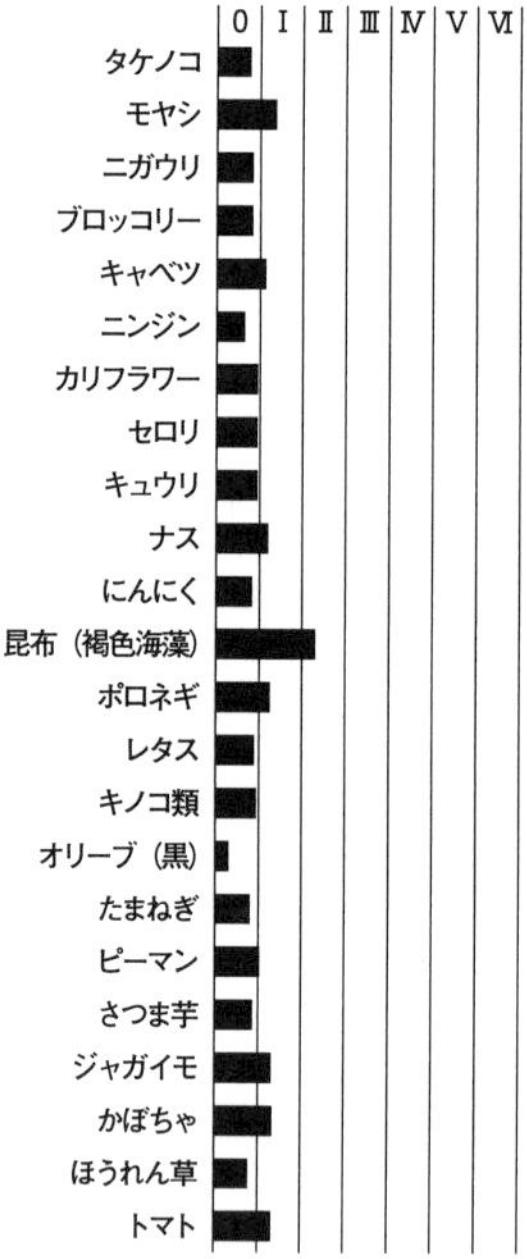

0	Ⅰ	Ⅱ	Ⅲ	Ⅳ	Ⅴ	Ⅵ
無反応	非常に低い	低い	中程度	高い	非常に高い	極めて高い

■アジアンフードパネル：IgG／IgE

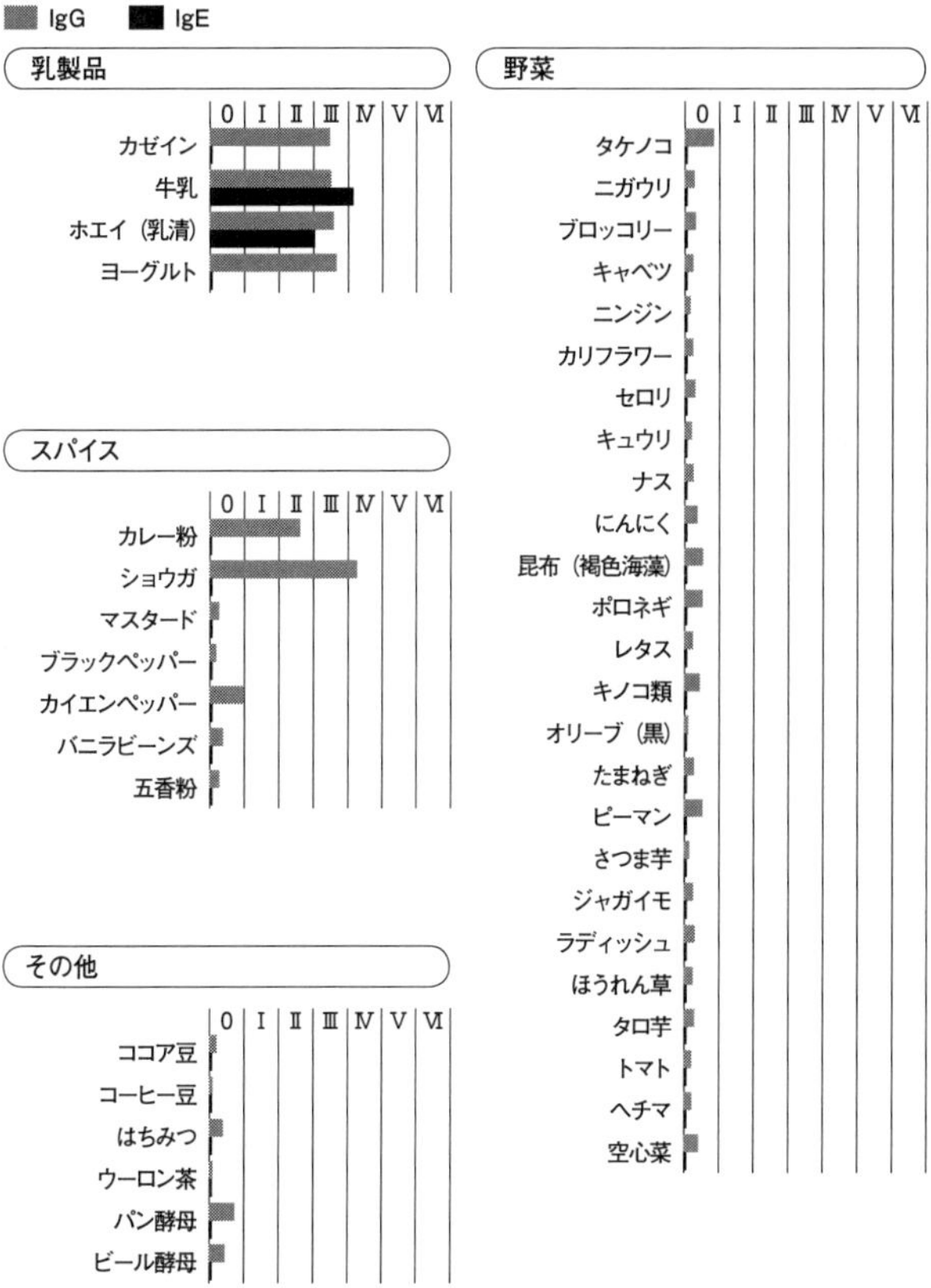

0	Ⅰ	Ⅱ	Ⅲ	Ⅳ	Ⅴ	Ⅵ
無反応	非常に低い	低い	中程度	高い	非常に高い	極めて高い

■アジアンフード：IgG／IgE

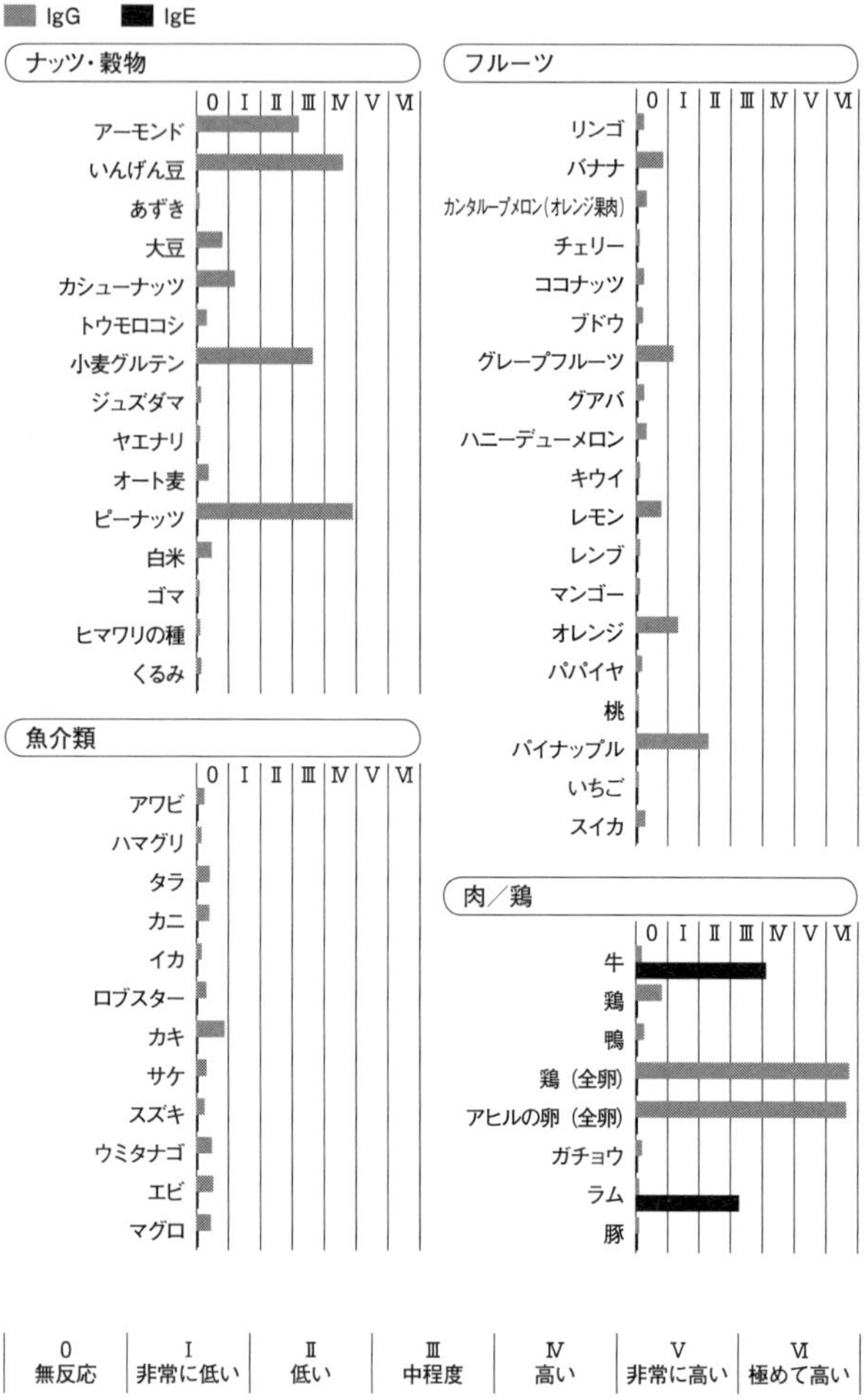

■スパイス／ハーブ

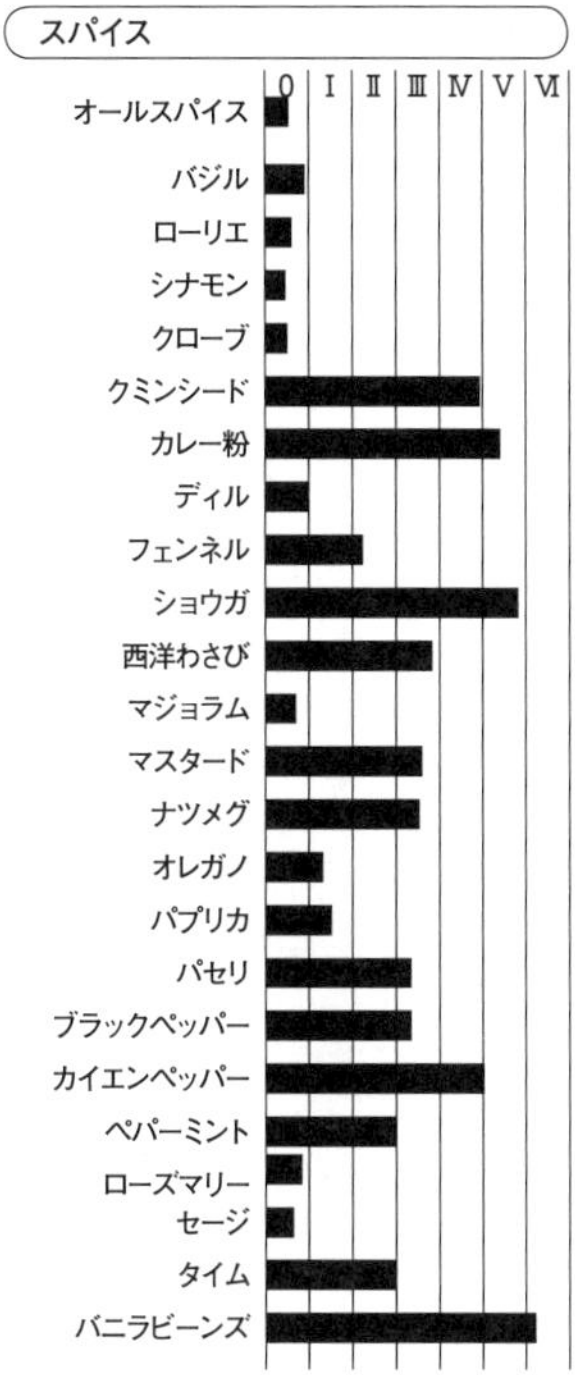

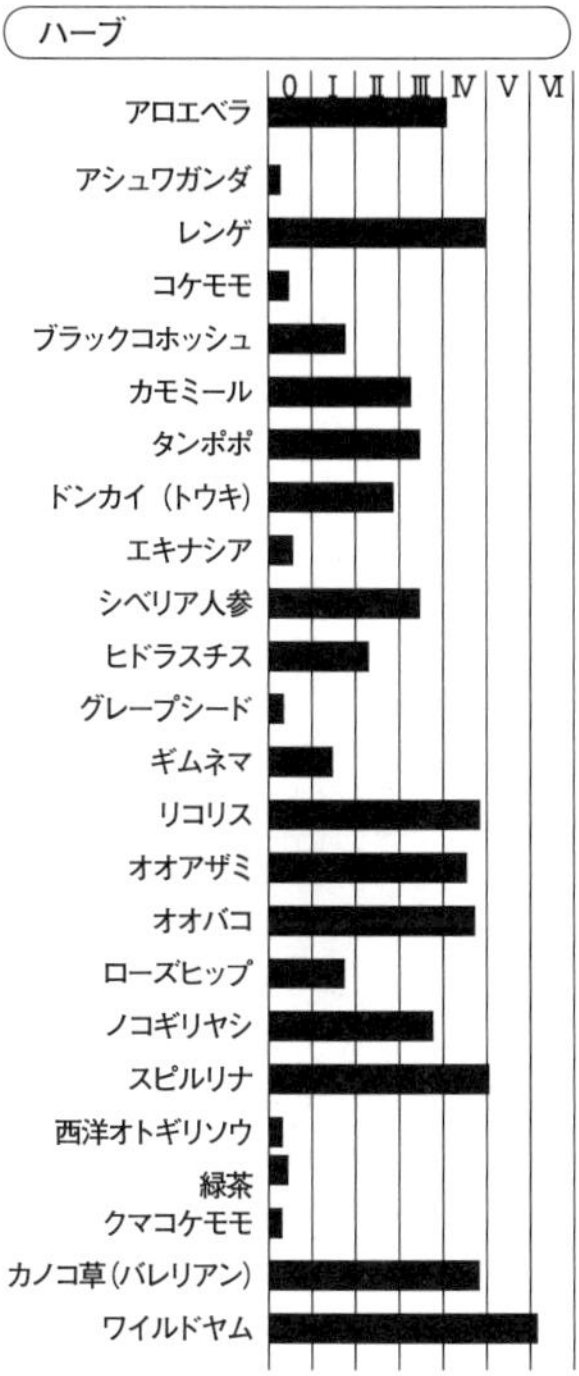

0	Ⅰ	Ⅱ	Ⅲ	Ⅳ	Ⅴ	Ⅵ
無反応	非常に低い	低い	中程度	高い	非常に高い	極めて高い

「除去食」を続けて自己診断する

遅延型フードアレルギー検査を受ければ、自分に遅延型フードアレルギーがあるのか、何がトリガーフードなのかがわかりますが、費用はけっして安くありません。

そこで自分で調べる方法があります。まず、1週間に3回、あるいは3食以上食べる食品をリストアップしてください。リストができたら、1品目ずつ順に2週間除去した食事を続けるのです。それで何かしらの体調が良くなったら、それがアレルギーを起こしていたトリガーフードの可能性があります。症状の変化は人それぞれで、「下痢をしなくなった」「ぐっすり眠れるようになった」「湿疹が薄くなった」「お腹が張らなくなった」などなど。

リストアップした品目が多い場合は、まず4大トリガーフードとされる卵、小麦粉、乳製品、砂糖を優先して、それぞれ2週間ずつ除去した食事を続けてみてください。除去食品の再開時の注意点は、いきなり大量に摂取せず、少量から様子を見て少しずつ摂取していくようにしてください。

私の経験では、遅延型フードアレルギー検査を行った人の20人に1人は、すべての食品に陰性反応でした。つまり20人のうち19人が何らかの遅延型フードアレルギーがあったのです。来院する人はさまざまな症状に悩んでいるので、一般の人より遅延型フードアレルギーと診断される確率が高いでしょうが、おそらく一般の人も遅延型フードアレルギーがないほうが珍しいでしょう。

男女別でいうと女性のほうが、また年代別でいうと高齢者より20～40代のほうが遅延型フードアレルギーを発症している確率が高いです。それだけ食生活が偏っているのです。

軽度なら3ヵ月、重度なら6ヵ月はトリガーフードを除去する

遅延型フードアレルギーの治療は、検査で陽性が出た食品を除去することです。検査結果は0～6の7段階で表示されますが、中等度（レベル3）なら3ヵ月間、強陽性（レベル4～6）なら6ヵ月間は完全に除去します。

先ほど除去食を2週間続けると体調が良くなるといいましたが、それはアレルギーを発症しなくなっただけで、原因食品を摂ればまた症状が出るのですから治ったわけではありません。除去食を3ヵ月ないし6ヵ月続けるのは、体内でアレルギー反応を引き起こすIgG抗体を分解するためです。

IgGそのものは免疫機構の一つで、有害な細菌やウイルスが体内に入ってくると結合

し、封じ込める働きをするので体に欠かせませんが、その一部が特定の食品に対する抗体となってアレルギーを起こします。このIgG抗体が分解されるのに3ヵ月ないし6ヵ月という期間が必要なのです。

IgGの寿命は約180日で、最後は脾臓《ひぞう》で分解されます。特定の食品に抗体となったIgGが分解されてなくなれば、アレルギーを起こすこともなくなり、アレルギーが治ったといえるのです。強度のアレルギーなら抗体のIgGが完全に分解される必要がありますが、軽度ならその半分で発症を防げます。

ちなみに、脾臓は左の脇腹にある臓器で、こぶし大の大きさで横隔膜からぶら下がっています。食後すぐに走ると左の脇腹が痛くなりますが、それはぶら下がった脾臓が揺れているからです。

私が麻酔科医をやっていたとき、自動車事故にあったり、酔っぱらって転倒して脾臓が破裂した患者が運ばれてきました。体内には大量の出血があります。担当医に「どんな手術をするのですか?」と尋ねると、たいてい「取りましょう」と答えます。「取って大丈夫ですか?」と重ねて聞くと、「脾臓を切除しても、他の臓器で働きを補うことができるのです」といって簡単に切除してしまいます。

脾臓はIgGだけでなく、赤血球や白血球、血小板を分解してリサイクルする分解工場といえます。脾臓がなくなると、その働きを肝臓が代行するようになるのです。専用の分解工場ではないので、脾臓破裂などで脾臓を切除した人は、IgGの分解に時間がかかりますから、遅延型フードアレルギーになりやすいかもしれません。

週に3回以上同じものを食べない、4デイズ・ローテーションを

朝食にパン、昼食にパスタ、おやつにケーキ、夕食にお好み焼きという食べ方をしていると、遅延型フードアレ

■ IgG抗体は約180日で脾臓で分解される

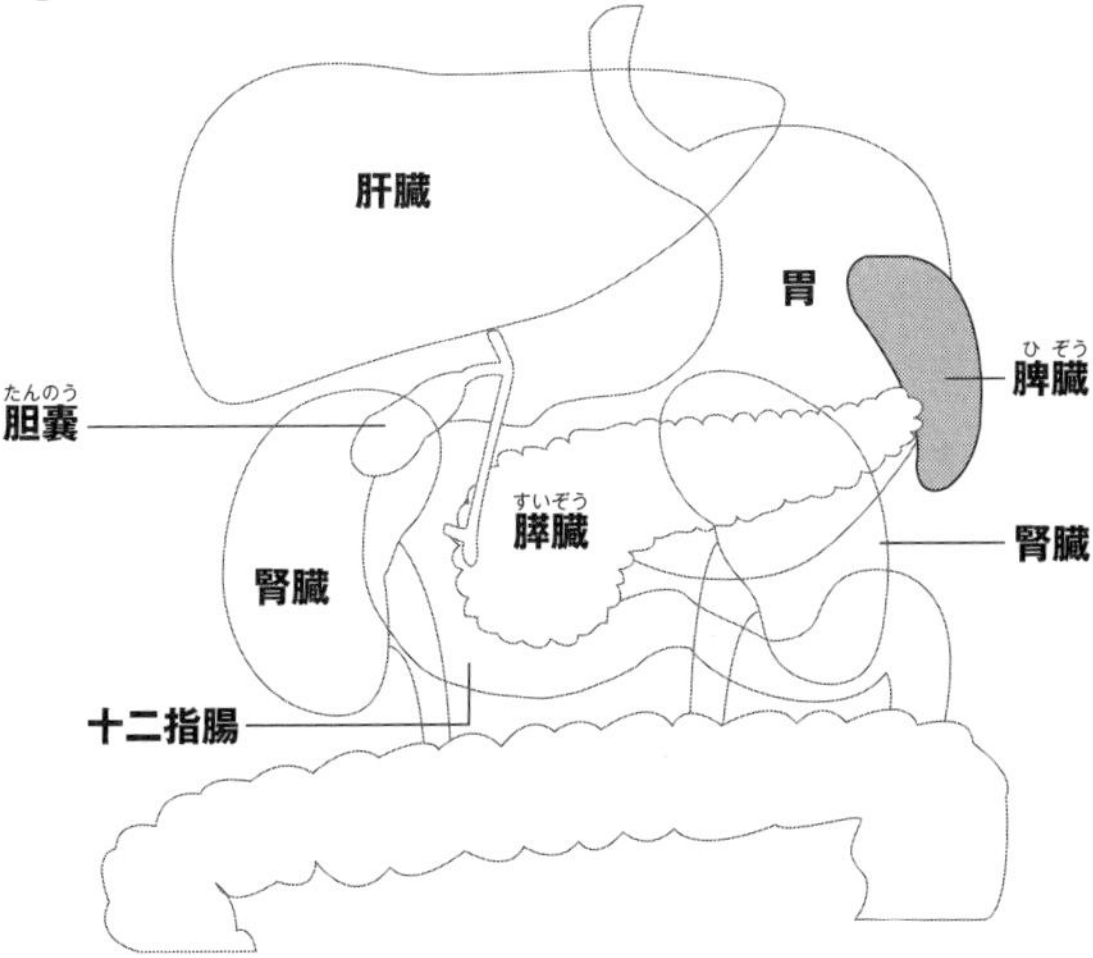

ルギーを起こしやすくなります。姿形は違っても、どれも小麦粉をメインに使った食品だからです。同じ食品を食べ続けていると、前に食べたものを消化しきれないうちに次々と消化器に入ってきて、アレルギーを発症してしまうのです。

遅延型フードアレルギーを起こさない食べ方は、週に3回以上、同じ食材を使った食品を食べないことです。「以上」というのはその数を含むので3回は過剰摂取になります。つまり、週に2回までならＯＫということなのです。

ちなみに、日本人は米や味噌でアレルギーを起こすことはまれなので、ご飯と味噌汁に関しては例外としていいでしょう。

週2回といっても、2日続けて摂るのは好ましくありません。アレルギーを起こしやすい食品は消化が悪く、最長で3日間かけて腸内細菌によって分解され、腸のフィルターを通るまで細かく刻まれます。ですから、その食品を食べたら次に食べるのは4日目以降にするという「4デイズ・ローテーション」にしてください。遅延型フードアレルギーと診断され、3ヵ月ないし6ヵ月の除去食を続けて、再検査で陰性になった人も、この食事法ならアレルギーを起こさずにすむのです。

遅延型フードアレルギーと診断されると、「大好きなケーキがもう食べられない！」など絶望する人がいますが、原因は過剰摂取なのです。除去食を続ければ治るし、治った後は4デイズ・ローテーションで再び食べることができるのです。

バランスの良い食品を選べば発症を避けられる？

私のクリニックには、湿疹や過敏性腸炎、頭痛、慢性疲労感などで病院を回っても一向に症状が改善せず、ネットや雑誌などで遅延型フードアレルギーの存在を知って、「ひょっとして自分も」と思って来院する人が多いのです。

そのため、遅延型フードアレルギー検査をすると大半の人が特定の食品に陽性反応を示します。その検査結果を伝えると、「やっと原因がわかって、ホッとしました」と安堵する人が少なくありません。明らかに症状が出ているのに、原因がわからないのは不安なものです。ようやく遅延型フードアレルギーと診断されると安心するのでしょう。

これまで1000人を超える人を診てきましたが、前述のとおり検査でなんの問題もなかった人はおよそ20人に1人の割合でした。そういう人に共通するのは、バランスの良い食生活をしているということです。自分で調理したものを食べることが多く、献立のバリエーションも幅広いのです。

私が講演でよく出す模範的な良例を紹介します。映子《えいこ》さん（仮名・女性・57歳）は夫が亡くなって10年来、静岡の病院に管理栄養士として勤めている一人暮らしの方です。私のクリニックはアンチエイジング療法もやっていて、そちらの療法を受けに来たので検査の一環で遅延型フードアレルギー検査を行いました。すると、すべての項目が陰性だったのです。体調が悪くて来院したわけではないのですが、女性ではとても珍しいことです。

どのような食生活を送っているのかと思って話を聞くと、外食はほとんどせず、一日3食ともご自身でつくり、なるべく多くの品目を摂るようにしているとのこと。管理栄養士という職業柄、栄養が偏らないようにバランスを考え、合成保存料が入ったものはいっさい使わず、食材もこだわり、同じメニューが続かないようにローテーションの食事を心掛けて食べていたのです。

この年代では珍しくほっそりとした体型で、おしゃれな方でした。夫が亡くなってからは一人暮らしを楽しみ、そろそろ年齢だからアンチエイジングに挑戦しようという積極的なタイプの女性です。

偏りなく、バランスの良い食事を心掛けることで、遅延型フードアレルギーを発症せずにすむのです。

よく噛んで食べればアレルギーになりにくい

食事法で心がけていただきたいのは、よく噛んで食べることです。遅延型フードアレルギーは、その食品に含まれるタンパク質がアミノ酸レベルまで分解しきれず、腸壁から吸収できないことで起こります。しかし、よく噛むと食べ物が細かく砕かれ、唾液の消化酵素アミラーゼによる分解効率がアップします。これまで早食いで遅延型フードアレルギーを起こしていた人も、アレルギーを起こしにくくなるはずです。

私は自分自身が遅延型フードアレルギーではないかと思って検査をしたことがありますが、いずれの品目も結果は陰性でした。よく噛んで食べる習慣に加えて、生まれつき胃腸が丈夫で消化機能が高いからではないかと思っています。そういう人は遅延型フードアレルギーになりにくいのです。

よく噛んで食べる効用はほかにもあります。噛む回数を増やすと唾液の消化酵素アミラーゼが食べ物に含まれる炭水化物を糖に変えます。ご飯やパンを30回も噛んでいると甘くなってくるのはそのためです。この糖は吸収が早く、食事中に血糖値を上昇させるため満腹感が得られます。通常は食事を始めて30分たたないと満腹感を得られないとされますが、

ナッツ・穀物

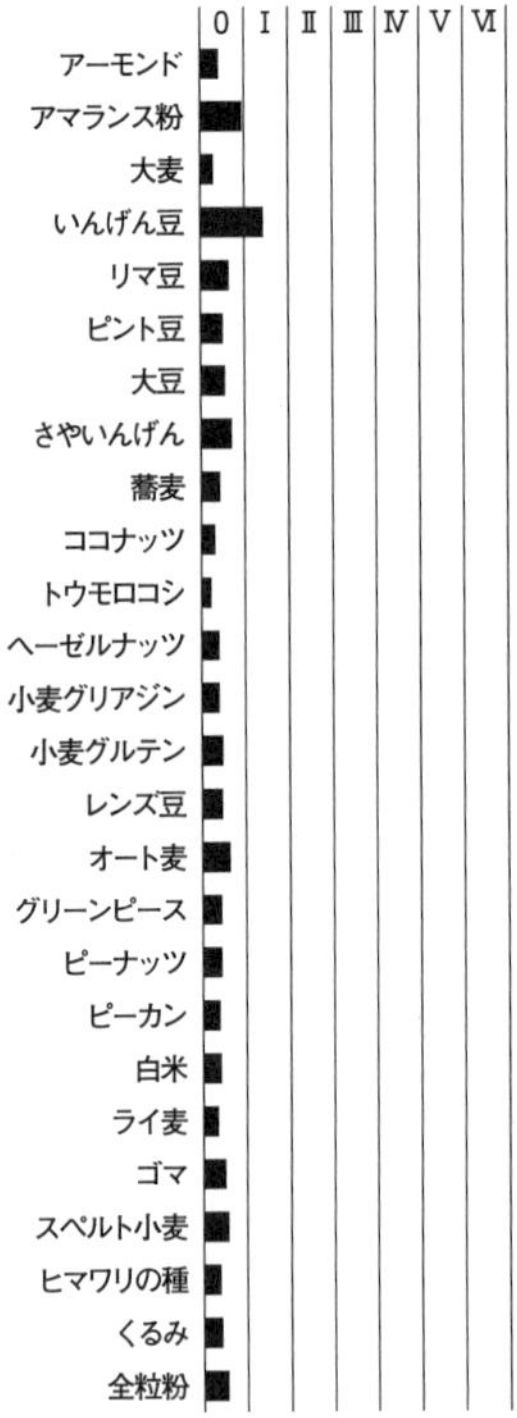
0
Ⅰ
Ⅱ
Ⅲ
Ⅳ
Ⅴ
Ⅵ
アーモンド
アマランス粉
大麦
いんげん豆
リマ豆
ピント豆
大豆
さやいんげん
蕎麦
ココナッツ
トウモロコシ
ヘーゼルナッツ
小麦グリアジン
小麦グルテン
レンズ豆
オート麦
グリーンピース
ピーナッツ
ピーカン
白米
ライ麦
ゴマ
スペルト小麦
ヒマワリの種
くるみ
全粒粉

野菜

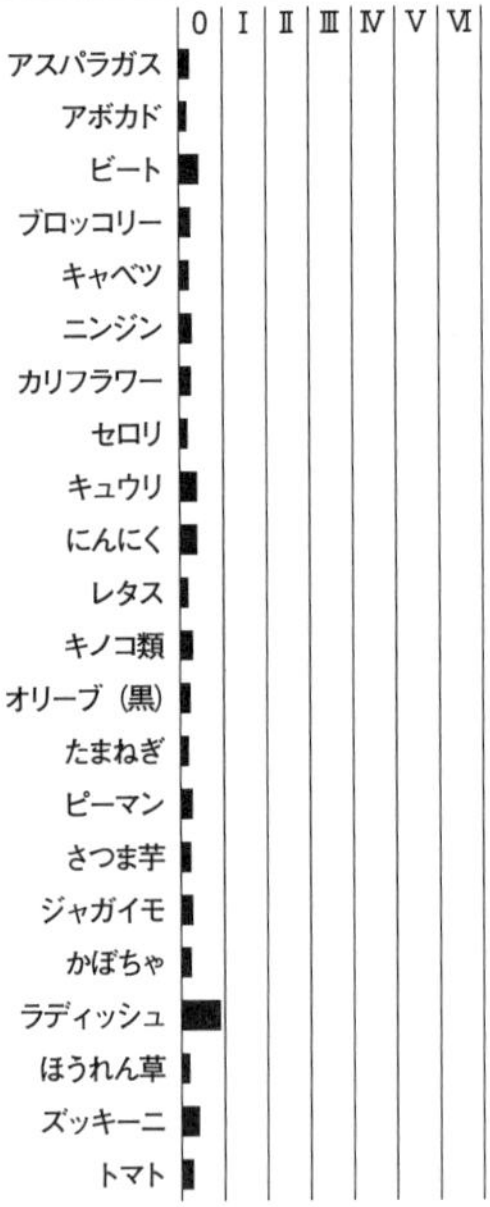
0
Ⅰ
Ⅱ
Ⅲ
Ⅳ
Ⅴ
Ⅵ
アスパラガス
アボカド
ビート
ブロッコリー
キャベツ
ニンジン
カリフラワー
セロリ
キュウリ
にんにく
レタス
キノコ類
オリーブ（黒）
たまねぎ
ピーマン
さつま芋
ジャガイモ
かぼちゃ
ラディッシュ
ほうれん草
ズッキーニ
トマト

■全ての食品が陰性だった例

映子さん（女性・57歳）

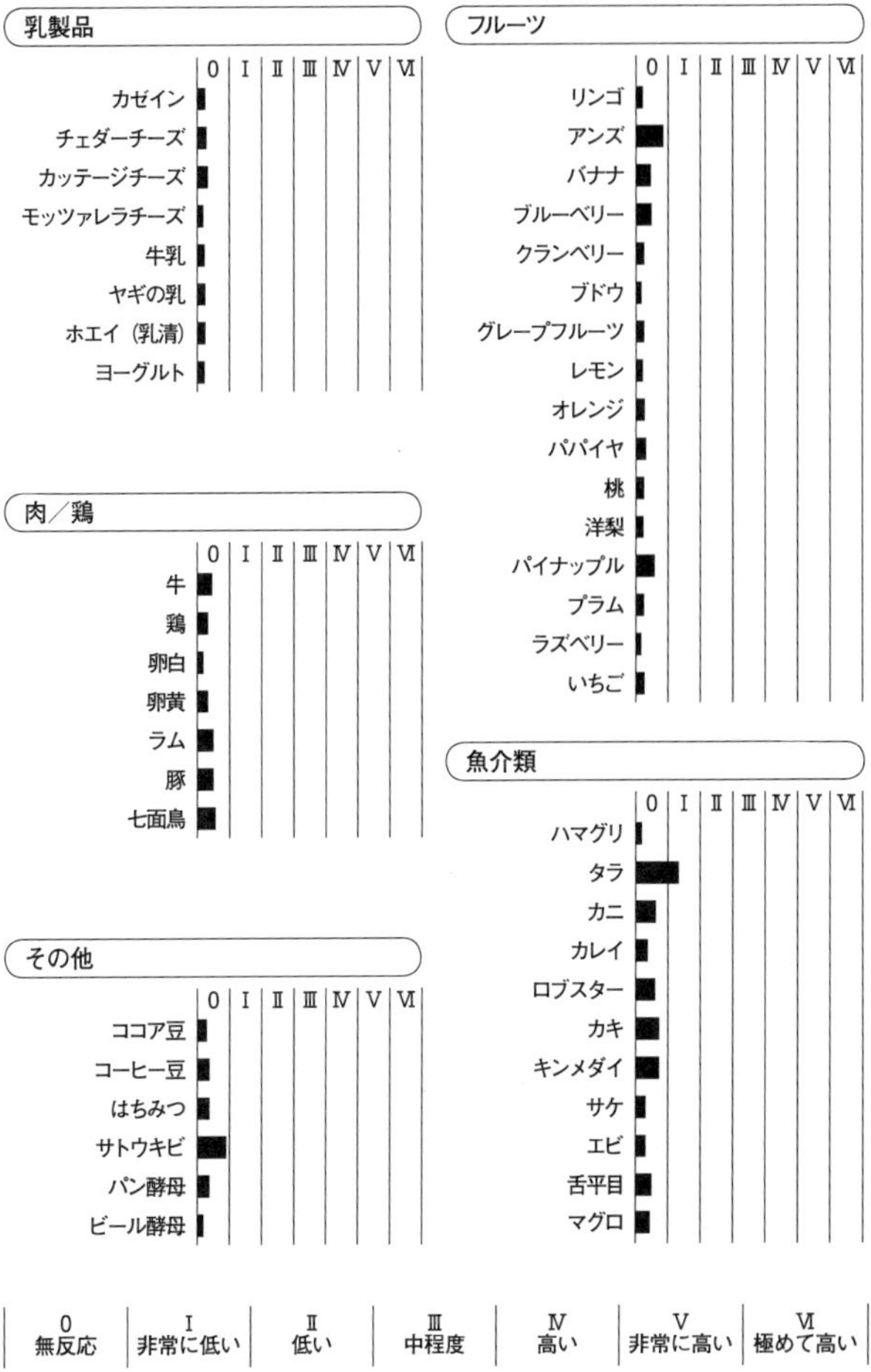
乳製品
0 Ⅰ Ⅱ Ⅲ Ⅳ Ⅴ Ⅵ
カゼイン
チェダーチーズ
カッテージチーズ
モッツァレラチーズ
牛乳
ヤギの乳
ホエイ（乳清）
ヨーグルト
フルーツ
0 Ⅰ Ⅱ Ⅲ Ⅳ Ⅴ Ⅵ
リンゴ
アンズ
バナナ
ブルーベリー
クランベリー
ブドウ
グレープフルーツ
レモン
オレンジ
パパイヤ
桃
洋梨
パイナップル
プラム
ラズベリー
いちご
肉／鶏
0 Ⅰ Ⅱ Ⅲ Ⅳ Ⅴ Ⅵ
牛
鶏
卵白
卵黄
ラム
豚
七面鳥
魚介類
0 Ⅰ Ⅱ Ⅲ Ⅳ Ⅴ Ⅵ
ハマグリ
タラ
カニ
カレイ
ロブスター
カキ
キンメダイ
サケ
エビ
舌平目
マグロ
その他
0 Ⅰ Ⅱ Ⅲ Ⅳ Ⅴ Ⅵ
ココア豆
コーヒー豆
はちみつ
サトウキビ
パン酵母
ビール酵母
0 無反応
Ⅰ 非常に低い
Ⅱ 低い
Ⅲ 中程度
Ⅳ 高い
Ⅴ 非常に高い
Ⅵ 極めて高い

よく噛むことでその時間が短縮され、また食事にも時間がかかるので、食べ過ぎを防ぐことができるようになります。

よく噛んで食べることに加えて、調理するときは十分に加熱して食材を柔らかくすると、遅延型フードアレルギーになりにくくなります。

私たちが食べ物を消化するのは、胃から分泌される「胃酸」、膵臓《すいぞう》や胆嚢《たんのう》から分泌される「消化酵素」、腸内にいる「腸内細菌」の3段階のステップで行っています。すべての食べ物が最小単位の分子量になればよいのですが、分子量が大きいままで腸壁から吸収されないとアレルギーを起こすのです。

そこで十分に加熱して食材を柔らかくすれば消化を助けてくれます。

遅延型フードアレルギーの予防には、圧力鍋を使ってもいいでしょう。水の沸点は通常100度ですが、一般的な圧力鍋はおよそ2気圧に加圧し、沸点を120度まで上げることができます。

フードアレルギーは、食品中のタンパク質をアミノ酸まで分解できないから出るのですが、圧力鍋を使いタンパク質を高熱と高温で分解してやれば、人の消化管でアミノ酸レベルまで分解しやすくなるというわけです。

「除去食」中の注意

除去食をやっている人が困るのが加工食品。さまざまな食材が使われているからです。除去するべきものが入っていても気づかずに食べてしまうことがあるでしょう。

たとえば市販のロースハムです。原材料表示は重量があるものの順に記載することになっていますが、豚ロース肉、還元水あめ、糖類（ぶどう糖、砂糖）、乳タンパク、大豆タンパク、卵タンパク、食塩、粉末ラード、ポークエキス、小麦繊維、リン酸塩（Na）、調味料（アミノ酸等）ゲル化剤、（カラギーナン）、酸化防止剤（ビタミンC）、着色料（ベニコウジ色素、コチニール色素）、発色剤（亜硝酸Na）、くん液（原材料の一部にゼラチンを含む）など、原材料は20種近くに及んでいます。いわゆる食品添加物だけでなく、砂糖、乳タンパク、卵タンパク、小麦繊維といった「4大トリガーフード」も入っているのです。肉ならアレルギーを起こさないだろうとハムを食べても、これでは除去食にはなりません。

私自身の経験では、加工していないものだけを食べていると、本来の味覚に戻るといえます。肉や魚、野菜、果物はそれぞれの味があり、それを味わおうとすると調理の味付けの塩分や砂糖なども少量ですみます。

先に成人の場合の味覚で、体に良くないものは美味しくないし、美味しくても食べ過ぎると食欲がなくなるのは、本能的に体に良いものと悪いものがわかるからだといいました。しかし、加工食品は人工的な味付けにごまかされ、体に悪いものも食べてしまいます。

遅延型フードアレルギーを起こさないためにも、基本的に原材料のわかるものを食べるべきでしょう。

サーモン漬けの合宿

遅延型フードアレルギーを起こして腸管に炎症を起こしている人は、炎症を抑えて消化を助けてくれるオメガ3系の不飽和脂肪酸を摂取するといいでしょう。オメガ3とは、高校の化学で亀の子の分子構造を習ったと思いますが、そのオメガ3に炭素‐炭素の二重結合を持つ不飽和脂肪酸を指します。脂肪酸はα《アルファ》‐リノレン酸のようにギリシア文字で表記されることがありますが、オメガ3は「ω‐3脂肪酸」とも表記します。

具体的にはDHA（ドコサヘキサエン酸）とEPA（エイコサペンタエン酸）です。ブリやイワシ、サンマ、サバ、サケ（サーモン）などに多く含まれている良質な脂肪です。DHAやEPAには人の体内でつくることができない重要な必須脂肪酸が含まれていて、体内で発生する有害な活性酸素から細胞を守る働きがあります。

もう少しいうと、活性酸素は細胞に炎症を起こしてDNAを壊しますが、オメガ3系は炎症を起こして傷ついたところを修復するのです。私たちの体で炎症を起こしやすいのは、細胞の代謝が盛んな腸管、口腔《こうくう》、毛髪などです。

オメガ3系の脂肪酸は青魚に多く含まれていますが、魚は水銀など重金属の問題があり、少々値段は高くなりますが、ノルウェー産のサバやサーモンには重金属フリーのものがあります。

アメリカの皮膚科のペリコーン医師は患者を集めてサーモン漬けの合宿をしています。朝、昼、晩と3食ともサーモンを食べると、湿疹が消えて肌がつやつやになり、体調も良くなるそうです。サーモンは海水と淡水を行き来していて天然の良質な成分が凝縮されています。サーモンの脳下垂体から分泌される成分を抽出すると女性の更年期障害を改善するサーモトニンという代謝改善剤ができるし、サーモンのピンク色の成分であるアスタキサンチンは強力な抗酸化成分です。

オメガ3系の脂肪酸の抗酸化作用には、体内で酸化した悪い脂を良い脂に置き換える置換作用があります。もともと私たちの体には、酸化したものを異物と認識して外に出そうという力があります。オメガ3系のＤＨＡやＥＰＡという良い脂が体内に入ってくると、酸化した悪い脂は、マクロファージという体内の異物などを捕食する細胞が取り出してくれるのです。そういう機能は腸管の中にもありますし、細胞の中にもあります。

揚げ物、炒め物、焼きそばなどは油を加熱しますから酸化します。そうしたものばかりを食べていると、古い脂が体外に排出されず、腸管が傷む原因にもなります。

消化機能を高めるサプリメント

食べたものは最終的に腸内で腸内細菌の助けを借りて細かく分解され、腸壁から吸収されます。この段階で十分に分解できずに分子量が大きいままだとアレルギーを起こすのです。

食べ物を分解しきれない理由はさまざまありますが、腸内細菌の働きが悪いこともその一つです。ですから、腸内細菌を良好な状態にすることが消化機能を高め、遅延型フードアレルギーの予防につながります。

腸内細菌を活性化するのに手っ取り早いのがサプリメントの一種のプロバイオティクスを摂取することです。プロバイオティクスとは腸内細菌に良い影響を与える微生物の総称で、それらを含む製品はドラッグストアなどで市販されています。さまざまな種類がありますが、乳酸菌もその一つで、乳酸菌を摂取することで腸内の善玉菌とされる乳酸菌を増やそうというのです。

乳酸菌ならヨーグルトにたっぷり含まれているということでヨーグルトを毎日のように食べる人がいますが、ヨーグルトは日本人にとってトリガーフードになりやすい乳製品です。いくら腸内細菌を増やしても、遅延型フードアレルギーを起こしては本末転倒です。そのためプロバイオティクスから乳酸菌を摂ろうというのです。

プロバイオティクスには生菌と死菌があり、生きたまま腸に届くことを売り物にしている製品もありますが、基本的に死んでいてもいいのです。死んでいる腸内細菌のエキスが腸内細菌を刺激し、腸内細菌が分裂し増殖するのです。

プロバイオティクスには「ブルガリア菌」「LG21乳酸菌」「ラクト・バリルス・カゼイ・シロタ株」などさまざまな種類がありますが、できれば濃度が高いものを選んでほしいのです。日本では薬事法であまり濃度を高くできませんが、できるだけ菌の数が多く、菌の種類が多いものがお勧めです。

酵素は生きていないと効果がない

乳酸菌などプロバイオティクスのサプリメントは、菌が生きていても死んでいても効果が期待できるといいましたが、同じサプリメントでも酵素は生でないと効果が期待できません。

そもそも酵素は体内で起こる化学変化に触媒として作用するタンパク質です。触媒というのは自分自身は変化しないけれど、化学反応を促進します。小学校の理科で、過酸化水素（オキシドール）に二酸化マンガンを加えると水と酸素が発生するという実験をしたと思いますが、その反応を促進する二酸化マンガン自身は変化していないのです。

私たちがサプリメントとして摂る酵素は、食べ物を分解する酵素です。たとえば、唾液に含まれているアミラーゼは炭水化物を分解して糖に変えます。前述しましたが、ご飯やパンを何十回も噛んでいると甘くなるのはそのためです。胃液のペプシンや膵液のトリプシンはタンパク質を分解して、ペプトンやペプチドなど分子量を小さくします。そしてリパーゼという脂肪分解酵素は胃や膵臓から分泌されますが、脂肪（トリグリセリド）を最終的にモノグリセリドと脂肪酸に分解します。食べ物を分解することで、最後は腸壁から吸収して栄養にするのです。

フードアレルギーは食べ物を消化しきれないことで起こるのですから、こうした酵素を助けるサプリメントを補充できればフードアレルギーの予防になります。しかし、生きた酵素をサプリメントにすることは難しい。保存するには加熱する必要がありますが、加熱したらタンパク質が変性して、酵素としては死んでしまうからです。

生きた酵素を摂りたかったら生のフルーツを食べることです。パイナップルにはプロメリン、キウイにはアクチニジン、イチジクにはフィシン、パパイアにはパパインという、いずれもタンパク質分解酵素が含まれています。だから酢豚にパイナップルが入っていたり、ステーキ肉をすり下ろしたキウイに浸けて柔らかくするのです。

医薬品としてタンパク質分解酵素を生で摂取できるプロテアーゼがありますが、残念ながら市販のサプリメントに生きた酵素はありません。酵素の助けを借りたかったら、食後にフルーツを摂ることです。ただし、食べ過ぎてトリガーフードになってしまわないように適量を心掛けましょう。

あとがき

米国ではアンチエイジング医学の学会や研究会が数多くあり、毎年新たな検査方法や治療指針が提案されています。本書ではその中の一つである遅延型フードアレルギーについての理論、臨床症例を精選して、ご紹介しています。

アンチエイジング治療は将来の自由の確保のための投資と考えています。いくつになっても行きたい場所、食べたい食事、会いたい人に会いに行ける、やりたいスポーツなどを自分で決断し、自ら行動できる。それがアンチエイジング治療の目的です。生活のすべての自己決定権を持つことが、とても大切です。ストレスを減らし、精神的にも、肉体的にも豊かなライフスタイルを送っていただきたいのです。

本書のテーマは遅延型フードアレルギーですが、アンチエイジング治療には総合ホルモン検査治療、有害重金属検査、遺伝子検査、総合点滴療法など、まだまだ健康を勝ち取るヒントはたくさんあり、次作でご紹介できればと考えています。

最後に本書にご登場いただき、ご協力くださった皆様、アンチエイジング医療を学ぶにあたり熱心なサポートをしてくださった、益子病院理事長・益子博先生、帝国ホテル・玉樹エステティックサロンの森田寛子会長、アメリカの検査機関であるユーエス・バイオテック（US BioTek）の日本代理店・ファーストヘルスジャパンのショーン・ブッザ様、ニューヨークのジョン・サレーノ先生、そして小児の症例を多くご紹介いただいた谷口医院・谷口洋子先生、編集部の方々、いつも叱咤激励してくれた家族、クリニックスタッフに心よりお礼を申し上げ、結びとさせていただきます。

本書が原因不明の症状で悩んでおられる方の、改善への糸口になればこれほど嬉しいことはありません。

二〇一五年二月

上符《うわぶ》正志《まさし》

上符正志（うわぶ・まさし）

1960年、山口県下関市生まれ。九州大学工学部から産業医科大学医学部に入学。卒業後、横浜市立市民病院外科、北里大学病院救命救急センター、益子病院内科などを経て、米国のザ・サレーノ・センター（ニューヨーク）で行われている最先端治療プログラムを日本に導入。米国抗加齢医学会専門医、日本抗加齢医学会専門医。現在、銀座上符メディカルクリニック院長。著書に『NY式デトックス生活』（WAVE出版）、『若くて疲れ知らずの人は副腎が元気！』（マガジンハウス）など。

IDP新書009

隠《かく》れフードアレルギー

2015年2月23日　第1刷発行

著　者　上符正志
発行者　和泉　功
発行所　株式会社 IDP出版
〒107-0052
東京都港区赤坂6-18-11-402
電話 03-3584-9301　ファックス 03-3584-9302
http://www.idp-pb.com

印刷・製本　藤原印刷株式会社
装　丁　スタジオ・ギブ
組　版　ネオ・ドゥー

ISBN 978-4-905130-14-7　C 0247
Printed in Japan